U0266443

信息化与精准医疗研究丛书

面向精准医疗的多组学研究

赵 杰 杨梅佳 张 旭 王琳琳 编著

科学出版社

北 京

内 容 简 介

　　精准医疗是医学发展的客观必然，基于多种组学数据，能够更透彻地理解疾病，更精准地指导疾病诊断与个性化治疗。本书不但对多组学的基础和研究技术进行了阐述，总结了现有临床和科研上的主要成果；也从数据处理的角度出发，详细阐述了各组学的数据处理过程及相关软件，分析总结了现有多组学数据整理利用的方法和成果。

　　本书适宜临床医学、生物学、检验医学等领域从业人员参考使用。

图书在版编目(CIP)数据

面向精准医疗的多组学研究 / 赵杰等编著. —北京：科学出版社，2021.6
（信息化与精准医疗研究丛书）
ISBN 978-7-03-067270-4

Ⅰ. ①面… Ⅱ. ①赵… Ⅲ. ①临床医学—研究 Ⅳ. ①R4

中国版本图书馆 CIP 数据核字(2020)第 265261 号

责任编辑：马晓伟　路　倩 / 责任校对：杨　赛
责任印制：赵　博 / 封面设计：吴朝洪

科 学 出 版 社 出版
北京东黄城根北街 16 号
邮政编码：100717
http://www.sciencep.com
北京凌奇印刷有限责任公司印刷
科学出版社发行　各地新华书店经销
*
2021 年 6 月第 一 版　　开本：720×1000　1/16
2025 年 1 月第四次印刷　　印张：11 1/2　插页：5
字数：230 000

定价：78.00 元
(如有印装质量问题，我社负责调换)

前　言

　　精准医疗的本质是什么？中国科学院院士陈润生先生认为，精准医疗的本质是组学大数据与医学的结合。目前，我国疾病治疗已逐渐步入精准医疗时代，精准医疗研究已经成为新一轮国家科技竞争和引领国家发展潮流的制高点，且和国家发展政策密切相关。2011 年，美国医学界首次提出了"精准医疗"的概念；2015年 1 月 20 日，美国总统奥巴马在美国国情咨文中宣布，美国将启动精准医疗计划；2015 年 3 月，中国科技部举办国家首次精准医学战略专家会议，提出了中国精准医疗计划。英国、欧盟、日本也在开展和执行精准医疗计划。

　　精准医疗研究将现代医学知识体系与相关技术发展相结合。伴随着多组学技术快速发展，基因组、转录组、蛋白质组、表观遗传组、代谢组及微生物组等多组学数据在短时间内迅速产出，并被广泛应用于精准医疗的研究和临床应用中。科学家已经开始利用前沿的多组学技术来研究疾病的分子机制，发现可靠生物标志物，并服务于疾病的预测、预防、诊断、治疗和预后评估。多组学研究是实现疾病精准医疗的重要前提，借助多组学研究，我们对精准医疗的国内外现状和研究动态有了更深入的理解。

　　按照数据类型的不同，多组学可以大致分为两种，分别是以测序技术为基础的基因组学、转录组学、表观遗传组学与微生物组学，以及以质谱技术为基础的蛋白质组学和代谢组学。测序技术的发展使测序通量提升、序列读长增加、测序时间和测序成本降低，质谱技术的发展也使得数据准确度和通量增加，这促进了组学技术在科研及临床中的大规模应用。但是由于技术发展时间短，一些临床及科研工作者缺少组学相关的基础知识，限制了多组学技术的发展，并且高通量测序技术和质谱技术，都涉及专业的数据处理知识体系，因此需要有更多的专业书籍为相关人员提供参考。

　　本书系统阐述了面向精准医疗的多组学研究的理论和实际应用，共分为三部分：第一部分为组学及精准医疗的基本概念和世界范围内精准医疗的发展；第二部分总结了基因组学、转录组学、蛋白质组学、表观遗传学、代谢组学与微生物组学的概念、研究现状、相关技术及其在精准医疗中的应用；第三部分主要描述了各组学数据处理的基本过程及多组学数据联合应用。本书内容丰富，具有较高的实用性，可供从事精准医疗、临床医学和生物学研究的研究生、科研人员阅读参考。希望本书可以促进组学技术在临床及科研中的应用，并进一步促进精准医疗的发展。

本书在国家重点研发计划（2017YFC0909900）、河南省高校科技创新团队支持计划（20IRTSTHN028）、郑州市协同创新重大专项（20XTZX08017）、河南省医学科技攻关计划联合共建项目（2018020120）等课题的资助下完成，在此致以由衷的感谢！

由于时间仓促、经验不足，加之笔者能力有限，书中难免有疏漏或不足之处，敬请广大读者和同行给予批评与指正，以使本书臻于完善。

编　者

2020 年 7 月

目　　录

彩图

1

总 论

1.1 组 学 基 础

1.1.1 组学基本概念

组学（omics）是研究细胞、组织或整个生物体内某种分子的所有组成内容的学科，其主要涵盖基因、转录、蛋白质、代谢、微生物等多个组学内容。随着科学研究的进展，人们发现单纯研究某一方向无法解释全部生物医学问题，科学家就提出从整体的角度出发去研究人类组织细胞结构、基因、蛋白质及其分子间相互的作用，通过整体分析反映人体组织器官功能和代谢的状态，为探索人类疾病的发病机制提供新的思路。

1.1.2 组学分类

组学研究的种类主要包括基因组学、转录组学、蛋白质组学、表观遗传组学、代谢组学和微生物组学。

基因组学是在人类基因组计划的实施影响下逐步形成的一门具有很强理论性和实用性的交叉学科，对于整合生命科学各学科分支、深化与开拓生命科学新的研究方向具有极其重大的意义。

转录组学是一门在整体水平上研究细胞中基因转录情况及转录调控规律的学

科。简而言之，转录组学是从 RNA 水平研究基因表达的情况。转录组即一个活细胞所能转录出来的所有 RNA 的总和。

蛋白质组是由澳大利亚科学家于 1994 年首次提出的，它是指一个细胞、组织或生物个体基因组所表达的全部蛋白质的总和。蛋白质组学是研究蛋白质组的科学。作为一门后基因组学科，蛋白质组学致力于定性和定量研究蛋白质组中所有蛋白，包括蛋白表达、细胞定位、蛋白互作、翻译后修饰，以及蛋白更替等过程在时间尺度、空间尺度及不同细胞类型中的行为特征和动态过程。近年来，基于质谱的蛋白质组学技术不断突破，使得同时对成千上万种蛋白在诸多方面的特征进行研究成为可能。

表观遗传组学是研究 DNA 和组蛋白修饰的科学。DNA 修饰及组蛋白修饰能够改变基因组信息的读取和书写，在不改变 DNA 序列的前提下，调控染色体结构、基因活性和基因表达。表观遗传调控基因表达的研究可以追溯到 20 世纪 70~80 年代，但直至 21 世纪才出现在全基因组水平研究表观遗传修饰的方法。随着 DNA 测序技术的进步，亚硫酸氢钠测序法、染色质免疫沉淀测序法的发展及高度特异性识别组蛋白修饰抗体的产生，都为描绘细胞特异的表观遗传地图提供了契机。

代谢组学是效仿基因组学和蛋白质组学的研究思想，对生物体内所有代谢物进行定性和定量分析，并寻找代谢物与生理病理变化的相对关系的研究方式，是系统生物学的组成部分。其研究对象大多是分子质量 1000Da 以内的小分子物质。先进分析检测技术结合模式识别和专家系统等计算分析方法是代谢组学研究的基本方法。

微生物组学是以微生物组为对象，研究其结构与功能、内部群体间的相互作用和作用机制，研究其与环境或者宿主的相互关系，并最终能够调控微生物群体生长、代谢等的一门学科。微生物组学是继基因组学后，生命科学与生物技术研究领域的重大突破之一，在医疗健康、农业、生态环境和工业制造方面具有广阔的应用前景。

1.2　精准医疗的基础

1.2.1　精准医疗基本概念

精准医疗（precision medicine）是一种将个体基因、环境与生活习惯差异考虑在内的疾病预防与处置的新兴医学手段。精准医疗的内涵是根据患者的临床信息和人群队列信息，应用现代遗传技术、分子影像技术、生物信息技术，结合患者的生活环境和生活方式，实现精准的疾病分类及诊断，制订具有个性化的疾病预防和治疗方案。其本质是通过基因组、蛋白质组等组学技术和医学前沿技术，对大样本人群与特定疾病类型进行生物标志物的分析与鉴定、验证与应用，从而精确寻找到疾病原因和治疗靶点，并对一种疾病不同状态和过程进行精确亚分类，最终实现对疾病和特定患者进行个体化精准治疗的目的，提高疾病诊治与预防的效益。

1.2.2　精准医疗与组学研究的关系

现有大多数药物都是为"一般患者"设计，用药都是"一刀切"，其结果是，对有些患者有效而对另一些患者无效。而精准医疗将帮助医师更好地了解患者病情的复杂成因，从而更准确地找出最有效的用药方案[1]。精准医疗的开展是建立在组学研究基础上，有赖于高通量测序技术的进步，也借助于大数据、移动医疗的发展。

对疾病风险的精准预测、对疾病的精准诊断和分类、对药物的精准应用、对疗效的精准评估、对预后的精准预测，是公众的需要，更是临床发展的需要。以组学大数据为基础，精准医疗正推动未来的医疗模式产生革命性变化。首先，疾病的诊断和分类将突破根据疾病表型分类的框架而进入分子分型阶段；其次，精准医疗为疾病治疗的药物选择与副作用控制提供了制定个体化策略的依据，使基因遗传相关疾病成为可控可治的疾病；再次，精准医疗将疾病的预防提高到一个新的水平，使疾病预测的窗口期提前，从而大幅提高疾病的预防效率；最后，精准医疗还使人的保健水平从疾病精准治疗为主向疾病精准预防为主过渡，不断提高人们对健康期望的极限[2]。

1.3　精准医疗的发展

精准医疗是更精准的个性化医学，根据精准医疗的概念，大规模生产同类型药物将变得不再适用，未来的药物将会针对每个个体或一小群人进行定制；基于每个个体的基因差异而进行个性化治疗；通过研究对比分析不同个体的基因信息，进一步了解各种疾病的共同原因与个体原因，从而开发出针对特定患者的特定疾病突变基因的靶向药物和治疗方法。

精准医疗的发展贯穿整个健康的环节，不仅是对疾病的诊断和治疗，还包括对风险的精准预测。精准医疗的实施为治疗癌症等顽固性疾病找到新的突破口，为实现多种疾病的个性化治疗提供了有价值信息，将大大提高全民健康水平；促进相关产业的发展，创造更多社会价值；为医生提供最佳治疗方案，大大降低患者的治疗费用[3]。因此，精准医疗研究已成为各国竞相布局的科技战略制高点。

可以预见，精准医疗的出现，将显著改善患者（尤其是癌症患者）的诊疗体验和诊疗效果。精准医疗的最终目标是以最小化的医源性损害、最低化的医疗资源耗费去获得最大化的病患的效益，其发展前景不可限量[2]。

1.3.1 精准医疗计划

1.3.1.1 美国精准医疗计划

"精准医疗"的提出是源于医疗太不精准。不恰当、过度的医学技术使用，消耗、浪费了大量医疗资源[4]。2011 年，美国国家科学院、国家工程院、国立卫生研究院（NIH）及国家科学委员会共同发出"迈向精准医疗"的倡议。2015 年 1 月 20 日，奥巴马在国情咨文演讲中提出了"精准医疗计划"，呼吁美国要增加医学研究经费，推动个体化基因组学研究，依据个人基因信息为癌症及其他疾病患者制订个体医疗方案。1 月 30 日奥巴马正式推出"精准医疗计划"（Precision Medicine Initiative），提议在 2016 财年向该计划投入 2.15 亿美元，以推动个性化医疗的发展[5]。精准医疗计划整合遗传和基因组的信息，是以临床治疗为出发点的行动计划，希望能为每一位病患提供适时、适量、适宜的治疗。美国将通过推动利用个体化基因信息的疾病治疗，募集 100 万志愿者的基因数据，以及环境、生活方式与其他数据，链接并整合至电子健康云端数据库，通过研究不同族群、各个年龄段的个体化基因信息，推进精准医疗的研究与应用，来协助治疗、改善、管理及预防癌症与糖尿病等疾病[6]。

为了落实精准医疗计划，美国食品药品监督管理局（Food and Drug Administration，FDA）计划建立精准 FDA 平台，为研究人员、新一代测序技术开发者提供存放和共享基因信息的云工具，共享基因测序研究成果。奥巴马曾这样解释精准医疗计划：要像输血时血型配型那样标准化，做到按基因匹配治疗癌症，找出最正确的用药剂量、恰当的人、恰当的时间、恰当的治疗，继续引领医学进入全新的时代。

2016 年 7 月，美国退伍军人事务部、国防部、国家癌症研究所三部门联合宣布建立第一个同时进行基因和蛋白信息表征的医学系统，将基因组和蛋白质组作为常规检测手段，对癌症患者进行个性化蛋白基因组表征，为更快速、更精准地用药提供指导。

1.3.1.2　英国十万人基因组计划

2012 年英国启动十万人基因组计划，希望通过收集 10 万人的基因组测序信息来帮助科学家、医生更好地了解罕见病和癌症，创造一种新型的"基因组医学服务"框架。主要目标是推进基因组医疗整合至英国国家医疗服务体系（National Health Service，NHS），并使英国在该领域引领全球；加速对癌症和罕见病的了解，从而有助于患者的诊断和精准治疗；促进基因组领域的私人投资和商业活动；提升公众对基因组医疗的认知和支持。时隔 5 年半，这项耗资超 5 亿美元的宏伟计划宣布完成。因为参与的癌症患者会进行三次不同的基因组测序，包括其肿瘤内的健康细胞、癌变细胞及血液测序结果，所以这份"基因蓝图"共囊括 100249 个基因组序列。

2018 年 10 月 3 日，英国政府宣布将在未来 5 年内开展 500 万人基因组计划，并表示从 2019 年起，全基因组测序将辅助重病患儿、患有难治愈或罕见疾病的成年患者的治疗。这标志着精准医疗研究将进入大数据阶段。

1.3.1.3　中国精准医疗计划

自从奥巴马提出"精准医疗计划"，我国快速反应[4]。2015 年 3 月，科技部举办首次国家精准医学战略专家会议，提出了中国的精准医疗计划，并成立由 19 人组成的专家委员会，计划在 2030 年前投入 600 亿元，其中中央财政支付 200 亿元，企业和地方财政配套 400 亿元。2015 年 3 月 27 日，国家卫生和计划生育委员会（简称国家卫计委）公布了首批肿瘤诊断与治疗项目高通量基因测序技术临床试点单位名单。随后，精准医疗计划被列入国家"十三五"科技发展的重大专项，上升为国家战略。如表 1.1 所示，2016 年，国家重点研发计划"精准医学研究"重点专项共计立项 61 个项目；2017 年共计立项 36 个项目；2018 年共计立项 6 个项目。

表 1.1 "精准医学研究"重点专项 2016～2018 年立项项目

序号	项目名称	序号	项目名称
1	临床用单细胞组学技术研发	23	基于组学特征谱的脑胶质瘤分子分型研究
2	临床用单细胞组学技术开发与肺癌应用研究	24	通过多组学数据整合提高肾癌分子分型的准确度
3	表观基因组学检测技术研发与临床应用	25	口腔癌分子分型和精准预防诊治标志物的研究
4	表观基因组技术研发及其在中国人群与复杂疾病图谱绘制中的应用	26	基于组学特征谱的白血病分子分型研究
5	大型自然人群队列示范研究	27	基于组学特征谱的宫颈癌分子分型及精准防治研究
6	京津冀区域自然人群队列研究	28	主动脉瘤/夹层分子分型和诊治的精准医学研究
7	华中区域常见慢性非传染性疾病前瞻性队列研究	29	基于组学特征谱的 H 型高血压首发脑卒中分子分型研究
8	心血管疾病专病队列研究	30	基于组学特征谱的冠心病分子分型研究
9	脑血管疾病专病队列研究	31	基于组学特征谱的 2 型糖尿病分子分型及分类体系的研究
10	呼吸系统疾病专病队列研究	32	基于组学特征谱的原发性痛风分子分型研究
11	代谢性疾病专病队列研究	33	高尿酸血症和痛风的分子分型研究
12	乳腺癌专病队列研究	34	基于多组学谱的慢性阻塞性肺疾病早期分子诊断、分子分型、精准治疗与急性加重风险预警模型的系统研究
13	食管癌专病队列研究	35	基于组学特征谱的呼吸系统疾病（慢阻肺）分子分型研究
14	罕见病临床队列研究	36	基于组学特征谱的社区获得性肺炎分子分型研究
15	精准医学大数据管理和共享技术平台	37	基于组学特征谱的自身免疫病（系统性红斑狼疮）的分子分型研究
16	精准医学大数据处理和利用的标准化技术体系建设	38	基于组学特征谱的 Vogt-小柳原田综合征分子分型研究
17	疾病研究精准医学知识库构建	39	基于多组学图谱的免疫性肾小球疾病分子分型研究
18	基于组学特征谱的鼻咽癌分子分型研究与精准治疗	40	基于多组学图谱的精神分裂症精准诊疗模式研究
19	基于组学特征谱的未知原发灶骨转移癌的分子分型研究	41	基于组学特征谱的癫痫分子分型研究
20	基于多组学谱特征的前列腺癌分子分型研究	42	基于组学特征谱的脑（膜）炎病因分型诊断研究
21	基于组学特征谱的肺癌分子分型体系研究	43	以生物组学特征与多模态功能影像为基础的多线束精准放疗方案研究
22	基于多组学特征谱的肝癌分子分型研究	44	分子功能影像与生命组学引导肿瘤多线束精准放疗

续表

序号	项目名称	序号	项目名称
45	抑制 VEGF 治疗黄斑下新生血管疾病药物基因组学研究	66	华东区域自然人群队列研究
46	药物基因组学与国人精准用药综合评价体系	67	华南区域自然人群慢性病前瞻性队列研究
47	重大慢病的药物基因组学靶标研究及其临床应用	68	西北区域自然人群队列研究
48	中国人群重要罕见病的精准诊疗技术与临床规范研究	69	西南区域自然人群队列研究
49	眼耳鼻喉口腔罕见病精准诊疗技术研究	70	东北区域自然人群队列研究
50	结直肠癌诊疗规范及应用方案的精准化研究	71	中国人群多组学参比数据库与分析系统建设
51	肺癌精准化防诊治模式和规范化临床应用方案研究	72	中国常见风湿免疫病临床队列及预后研究
52	肺癌的诊疗规范及应用方案的精准化研究	73	神经系统疾病专病队列研究
53	肺血栓栓塞症诊疗规范及应用方案的精准化研究	74	中国精神障碍队列研究
54	间质性肺病诊疗规范及应用方案的精准化研究	75	肺癌专病队列研究
55	呼吸疾病诊疗规范及应用方案的精准化研究（哮喘）	76	前列腺癌专病队列研究
56	基于恶性肿瘤免疫微环境、代谢及耐药相关分子靶标鉴定与干预研究	77	肝癌/肝病临床和社区人群大型队列研究
57	结直肠癌个体化治疗靶标发现与新技术研发	78	结直肠癌专病队列研究
58	免疫性肾病精准医疗研究：个体化治疗的生物学标记及干预新靶点	79	规范化大型胃癌队列的建立及其可用性研究
59	重大风湿免疫疾病个性化靶标发现及精准治疗	80	中国重大疾病与罕见病临床与生命组学数据库
60	针对不同抗抑郁药物的精准医疗靶点的发现及作用机制研究	81	头颈部恶性肿瘤个性化药物评价及临床转化体系建立
61	精神分裂症个体化治疗靶标发现与新技术研发	82	肿瘤药物耐药的遗传学与表观遗传学标志物的发现与临床解决方案研究
62	新一代基因组测序技术、临床用测序设备及配套试剂的研发	83	冠心病和心房颤动的诊疗规范和应用方案的精准化研究
63	精准特异灵敏实用临床定量蛋白质组支撑技术研究	84	稳定性心绞痛与急性冠脉综合征诊疗规范及应用方案的精准化研究
64	临床样本代谢组的超灵敏高覆盖定量分析技术研究	85	非酒精性脂肪性肝病诊疗的精准化研究
65	应用于临床样本检测的超灵敏、高覆盖代谢组定量分析技术研发	86	基于系统生物学的重大自身免疫病防诊治精准化策略研究

续表

序号	项目名称	序号	项目名称
87	精神分裂症和双相障碍多模态精准诊疗方案优化研究	96	精准医疗集成应用示范体系建设
88	帕金森相关疾病早期诊断及精准治疗研究	97	精准医疗伦理、政策法规框架研究
89	基于组学和临床预后的心力衰竭及猝死分子分型及治疗靶标发现	98	医学生命组学数据质量控制关键技术研发与应用示范
90	冠心病个体化用药靶标发现与组学新技术研发	99	面向临床的糖组学和糖蛋白质组学高效分析技术研发
91	基于临床生物信息学研发慢性阻塞性肺病的个体化治疗靶标和新技术	100	精准医学大数据的有效挖掘与关键信息技术研发
92	糖尿病个体化诊疗靶标的发现与应用	101	精准医学大数据的有效挖掘与关键信息技术研发
93	肥胖及 2 型糖尿病个体化治疗靶标发现与新技术研发	102	基于实时高空间分辨率和多模态图像融合技术的食管癌临床诊疗方案研究
94	基于修饰型抗体及免疫细胞的精准医学治疗的标准研究	103	精准医疗临床决策支持系统研发
95	基于远程/移动医疗网络的精准医疗综合服务示范体系建设与推广		

中国精准医疗发展的定位，是以为人民群众提供更精准、高效和便利的医疗健康服务为目标。在国家层面上，要建立高水平的精准医疗研究平台和核心关键技术；研发一批国产新型防治药物、疫苗、器械和设备；形成一批我国定制、国际认可的疾病预防和临床诊疗的指南标准、临床路径和干预措施，体现中国对世界医学发展的贡献；提升疾病防治水平，带动生物医药、医疗器械和健康服务等产业发展；支撑医药卫生体制改革和医疗模式变革，支撑"健康中国"建设[7]。

2016年，中国科学院院士、上海交通大学 Bio-X 研究院院长贺林教授等在《"精准医学"冷思考》一文指出，中国精准医疗作为一项庞大而复杂的科研及社会工程，目前可以集中精力优先解决五个方面的问题：一是个体化用药问题，即针对现有药物治疗时出现强烈不良反应或疗效不佳的患者个体开发精准筛查方法，并设计个性化的替代性药物；二是罕见疾病的精确诊断，罕见病病因中有较高的比例是基因突变，通过对罕见病家系进行系统测序研究，有望检测出致病基因，并开展针对性的基因治疗；三是遗传异质性问题，即参考国外的风险或致病基因变异列表，在中国人群中开展筛查工作时，需要重新评估这些变异在中国人群中的风险程度或实际致病效应，建立中国人群的风险或致病基因库；四是建立患者或疾病高危人群的实时监测平台，收集个体层面具有时间序列特征的临床数据；五是复杂疾病的病理学亚类区分，即根据基因组学、蛋白质组学、代谢组学等各个组学平台的检测结果，结合临床和环境等信息，对复杂疾病患者群体进行病理甚至病因学上的重新分类，促进基于亚类特征的精准治疗方案的开发工作[8]。中国工程院院士詹启敏表示，"精准医学是我国医学发展的历史机遇，是医学科技发展的必然，对目前临床疾病诊断方式、疾病分类类型、临床诊疗路径、规范指南标准，都将产生革命性影响"。我国应当把握精准医疗带来的新机遇，为开展基于精准医疗的疾病风险检测和个性化治疗提供可供分析的大数据。

1.3.2　精准医疗面临的挑战

精准医疗前景虽好，但却面临重重挑战：精准医疗在促进个体化医疗发展的同时，也会带来患者个人隐私泄露和生物信息安全问题；群众对遗传和基因检测的认识严重不足，看不到它的优势面和先进性，导致整个社会对精准医疗服务的需求偏少；精准医疗行业的各类人才缺口很大，如实验室技术人员、数据分析与管理人员、分子病理师、精通药物遗传学与个体化用药的临床药剂师等；精准医疗离不开大数据的储存和共享，数据无法共享将成为精准医疗发展的瓶颈。精准医疗的实现首先需要构建百万级自然人群国家大型健康队列和特定疾病队列、多层次精准医疗知识库体系和生物医学大数据共享平台。但是，目前我国数据共享方面存在很大问题，数据多元异构、物理分散，各种组学和医疗大数据的指控标准不统一，难以重复，医学科技资助途径碎片化问题严重，缺乏攻关合力，导致医学数据库和生物资源共享机制缺乏，亟须开发组学和医疗数据集成引擎，建立统一编码、可共享、可扩展的大数据中心。

面对这些挑战，我们应该从以下几方面做起：实施精准医疗应当遵循知情同意、诚实信用、利益平衡等原则，加强相关法律规范及监管机制，保护患者隐私；加强遗传健康的宣传，让更多的人了解精准医疗的优势和目前的局限性；加强精准医疗理论知识和操作技术的培训，提高相关专业人员的数量和质量；设立临床样本资源库和生物银行，建立全国医疗资源共享平台；政府应当扶持重点学科和重点企业，加大资金投入和相关补贴，提高研发人员工作的积极性，吸引更多优秀的专业人才[9]。

1.3.3 发展精准医疗，我国需要制定自己的路径图

我国开展精准医疗研究虽存在一些制约因素，如开展精准医疗研究所需要的核心测序仪器设备与关键性前沿技术主要依赖进口；数据共享机制缺乏，"信息孤岛"的现象十分普遍；相关的政策法规体系尚不完善等。但是也具有自己独特的优势，主要表现为以下四个方面：一是我国的基因测序能力居国际领先地位，为我国开展精准医疗研究与应用奠定了人才和技术基础；二是我国在健康人群和患病人群队列研究的规模上和生物样本的多样性上具有绝对优势；三是我国在开展大规模、多中心的临床试验的速度和成本方面具有绝对优势；四是我国在数据采集和使用的灵活度上具有一定优势[1]。

精准医疗作为一种新兴的医疗模式和理念，距离实现最终的愿景仍相距甚远。中国工程院院士程京认为，"发展精准医学，我们不能简单盲目跟风，一定要根据自己的国情，做好客观评判，制定好自己的路径图"。我国作为一个人口众多的发展中国家，精准医疗仅仅关注"已病"不够，还需关注"欲病"和"未病"。对于"已病"来说，精准医疗需要注重两个部分，一个是精准诊断，一个是精准治疗；对于"欲病"来讲，则需要更多地关注精准检测和精准干预；而对于"未病"，则需要重点做好精准预测和精准调理。中医在干预"未病"和"欲病"方面有着得天独厚的优势，在中国发展精准医疗不应该摒弃中医药学，而应当结合中医药与现代分子技术，构建中国特色的精准医疗发展路径，更好地为精准医疗服务[10]。

1.4 组学研究推动精准医疗发展

随着生活方式的改变，我国已经进入老龄化社会，疾病结构和死亡病因谱也发生了明显变化，肿瘤、代谢性疾病、神经系统疾病、心血管系统疾病等已成为威胁人民健康和生命的主要疾病，疾病负担越来越重，但疾病现有诊断策略和治疗方案欠精准。2000 年 6 月 26 日，人类基因组的工作草图绘制完毕并向全世界公布。我们曾期待解读人类的全部遗传信息，实现从基因水平解释疾病的起因、发展和转归。然而，基因组学只能揭示基因变化的情况，并不能对生物系统的多个层面进行分析，包括基因转录、表达、翻译、修饰及生理代谢等。

为了更加全面、整体地对生物体内基因的功能进行分析，"组学"的概念被提了出来。

因基因组学研究不足以支撑精准医疗的发展，随后而来的便是表达组学：转录组学及蛋白质组学。但是我们发现这些组学仍然无法完整揭示特定的生理/病理过程，如何实现对个体的精准治疗在短期内无法得到答案，于是又出现了表观遗传组学、代谢组学和微生物组学等。疾病的复杂性决定了单一的组学研究很难系统且完全地解释疾病的整体生物学行为，因此不同组学及组学的整合研究才是精准医疗发展的关键。目前，不同组学平台的数据标准化尚未统一，组学整合研究进展受到一定阻碍。建立组学数据，整合标准化模型迫在眉睫[11]。

随着组学研究的不断深入，临床诊疗的"粗线条模式"时代正在终结，肿瘤治疗进入"精准医疗时代"。精准医疗为每个患者提供个性化的疾病预防、筛查、诊断、治疗和康复计划，可实现肿瘤早期发现、精准诊断、精准分类、精准阻断和精准治疗。运用基因组学、转录组学、蛋白质组学等领域最前沿的研究手段，可以加快发现癌症相关的靶点和信号通路，提升癌症的诊断和治疗水平[12]。在精准医疗深度发展的未来，癌症也将成为可有效控制的疾病。

1.4.1　组学研究助力靶向药物进入精准医疗时代

靶向药物是指被赋予了靶向能力的药物或其制剂，其目的是使药物或其载体能瞄准特定的病变部位，并在目标部位蓄积或释放有效成分。2005年由阿斯利康研发的吉非替尼成为首个进入中国市场的靶向药，是被批准用于治疗晚期肺癌或转移性非小细胞肺癌的主要药物。近10年来，由于靶向药物特异性高、毒副作用较小，已成为抗肿瘤新药的主流。

癌症的发生是一种渐进的基因突变过程，虽然目前还很难把突变的基因变成正常的基因，但是可以通过药物瞄准作用靶点使癌细胞的信号传导中断，从而达到阻止癌细胞生长的目的。目前无论哪种类型的医疗机构或医生，在对患者开展靶向治疗之前都需要基因检测。其中一个硬性指标，就是找到癌症患者体内的靶点即相应的基因突变。

这里从一个具体案例来说明组学研究助力靶向药物进入精准医疗时代。2003年美国华盛顿大学科学家卢卡斯·沃特曼在年仅25岁时被确诊为白血病，历经2年的化疗，其病情得到控制，但就在当初发病的5年后，白血病突然复发，幸运的是，在接受来自弟弟的骨髓移植后，卢卡斯又顺利地度过了 3 年。2011 年，卢卡斯的白血病第三次发作，化疗、激素治疗等所有手段都失去作用，其生存概率微乎其微。那时，卢卡斯所在的实验室对其癌细胞和正常细胞的基因组进行完全测序和比较，从海量的基因数据中发现了一个名为 *FLT3* 的基因在肿瘤细胞中异常活跃。据此，医生在治疗方案中加入了一种用于治疗晚期肾癌的药物舒尼替尼，它能够有效抑制 *FLT3* 的表达。连续服药 2 周后，卢卡斯体内的白血病细胞消失了[13]。靶向药物助力癌症精准治疗，相信未来将有更多的临床研究成果造福更多患者。

1.4.2　组学研究助力细胞治疗进入精准医疗时代

细胞治疗是指将正常或生物工程改造过的人体细胞移植或输入患者体内，新输入的细胞可以替代受损细胞，或者具有更强的免疫杀伤功能，从而达到治疗疾病的目的。细胞治疗按照细胞种类可以分为干细胞治疗和免疫细胞治疗。

与其他疗法相比，细胞治疗对个性化的要求更高。随着各种组学研究的不断发展，基因治疗技术日趋成熟。细胞治疗和基因治疗的结合极大提高了细胞治疗的精准性和有效性，精准医疗需求已经促使细胞治疗进入精准时代[14]，这里主要以嵌合抗原受体 T 细胞免疫疗法（chimeric antigen receptor T-cell immunotherapy，简称 CAR-T 疗法）为例来说明。CAR-T 疗法具有鲜明的靶向性，CAR-T 细胞在患者体内可长期存在，并且不依赖于抗原提呈，因此具有彻底清除肿瘤细胞的潜力。前期利用转录组学及蛋白质组学筛选肿瘤差异表达蛋白，然后针对靶标制备单克隆抗体，获得抗体可变区基因片段，用于 T 细胞的改造。嵌合抗原受体（CAR）是一种表达于 T 细胞的人工融合蛋白，主要由细胞外抗原结合区、中间跨膜区域及细胞内信号传导区三部分组成[15]。CAR-T 细胞是经过靶向基因修饰的特异性杀伤 T 细胞，在治疗血液系统恶性肿瘤方面已经取得了重大突破。目前，CD19 CAR-T 疗法已被 FDA 批准用于复发或难治性急性 B 淋巴细胞白血病及弥漫性大 B 细胞淋巴瘤的临床治疗。

精准治疗是未来疾病治疗的发展方向，以精准为核心的 CAR-T 疗法时代已经来临。CAR-T 疗法大体分为 5 个步骤[16]，如图 1.1 所示，第一步：T 细胞获取，通过白细胞分离术从患者的外周血中分离出白细胞，并将其他成分返回血液系统，再从收集的白细胞中进一步对 T 细胞进行富集。此过程可以通过密度梯度离心法完成。第二步：T 细胞活化，加入 IL-2、CD3/CD28 单克隆抗体磁珠到细胞培养体系中，刺激 T 细胞激活和增殖。第三步：基因修饰，将 CAR 基因导入 T 细胞。常用的基因转导方法是反转录病毒和慢病毒转导，其中反转录病毒中较为常见的是 γ-反转录病毒。第四步：T 细胞扩增，基因修饰过的 T 细胞体外扩增过程一般在生物反应器中完成。另外，细胞因子的选择和生长条件的优化对 CAR-T 细胞的扩增和抗肿瘤活性有重要的影响，IL-2、IL-7 和 IL-15 或 IL-15 和 IL-21 经常作为 CAR-T 细胞培养的细胞因子组合[16]，然而哪种组合方案更好，是一个正在进行探究的研究领域。第五步：T 细胞回输，将基因修饰过的 T 细胞重新回输入患者体内。优化治疗过程中的每一个细节对于推动更加安全及有效的 CAR-T 疗法研究具有重要意义。

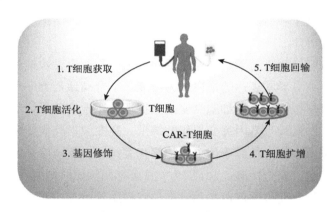

图 1.1　CAR-T 细胞治疗流程

随着科学技术研究的不断推进，CAR 分子被不断改进，自 1989 年起发展至今已经到了第五代。第一代：针对的是肿瘤的 CD19 或 CD20 抗原，CAR-T 细胞信号转导区由胞内的 CD3ζ 链组成，但是第一代 CAR-T 细胞在体内增殖能力不强，持久性差，所以第一代 CAR-T 细胞杀灭肿瘤的能力很有限。第二代：信号转导区加了一个共刺激信号分子，CD28 或者 4-1BB 或者 OX40，第二代 CAR-T 细胞杀伤肿瘤的能力得到了提升，但是疗效不够持久。第三代：整合两个共刺激信号分子（CD28 和 4-1BB）等，提高了 CAR-T 细胞的增殖能力和杀伤毒性。第四代：在第三代 CAR-T 细胞的基础上又增加了细胞因子或共刺激配体（如 IL-12、IL-7、IL-15 或 CCL-19 等），使 CAR-T 细胞的扩增能力更强，在体内停留的时间也更久，在面对其微环境的免疫抑制和实体瘤高异质性方面发挥一定的促进杀伤作用。第五代：通用型 CAR-T 细胞，敲除内源性 T 细胞受体（TCR）和白细胞抗原 I

类分子，降低异体移植时的免疫排斥风险。历经 10 余年，CAR 结构基于一系列临床试验不断改进，CAR-T 疗法正朝着更为高效、更为精准、更为持久的方向高速发展，正逐步走向成熟，期待给我们带来更多惊喜。

1.4.3　组学研究助力新抗原疫苗进入精准医疗时代

肿瘤疫苗通过激活患者自身免疫系统，利用肿瘤细胞或肿瘤抗原物质诱导机体的特异性细胞免疫和体液免疫反应，达到清除或控制肿瘤的目的，有着很好的临床应用前景。然而自 2010 年美国 FDA 批准了第一个治疗性疫苗 Provenge（sipuleucel-T）以来，多项肿瘤疫苗在临床研究中纷纷因为疗效不佳而失败，失败的原因可能归结于肿瘤抗原缺乏特异性、个体差异、肿瘤免疫微环境抑制、抗原难以有效呈递等。

在人类基因组计划带动下，高通量测序技术应运而生，快速从患者基因组内找到突变的基因或者异常表达的蛋白成为可能。结合高通量测序和生物信息学，研究者终于可以从根源——体细胞突变来挖掘适合用于疫苗设计的新抗原。众所周知，几乎所有肿瘤均是基因突变累积的结果，突变使得肿瘤产生非人类正常基因组来源的新抗原表位。相对于传统的肿瘤相关抗原，新抗原来源于突变蛋白，不在正常组织表达，安全性高。2017 年 7 月美德两国团队同时在 *Nature* 宣布源自肿瘤突变的个体化新抗原疫苗在恶性黑色素瘤患者治疗中获得惊人效果。美国 Catherine Wu 教授领衔的研究团队为每例患者预测了 20 种具有高免疫原性、高表达水平的新抗原，设计个体化突变长肽（新抗原）疫苗，4 例患者在接种疫苗 2 年内未出现复发迹象；另 2 例患者出现了复发，但在进一步接受 PD-1 抗体治疗后获得了完全缓解[17]。德国美因茨大学的 Ugur Sahin 教授团队依据个体化突变设计多表位 RNA 疫苗（将 5 个新生抗原序列串联表达），同样获得了很好的效果。入组的 13 例患者中 8 例患者在接种后 1 年内未复发；接种疫苗前后已出现扩散的其他 5 例患者中，2 例在接种后出现肿瘤缩小，1 例在接受 PD-1 抗体治疗后获得完全缓解[18]。

根据基因组和转录组数据预测肿瘤新抗原，个体化新抗原疫苗给攻克癌症带来希望，助力癌症精准医疗发展。其制备过程如图 1.2 所示[19]，首先，收集患者的癌组织和正常组织标本，应用全外显子测序对比癌症和正常组织的基因序列，获得癌组织突变基因数据，经过转录组检测，依照基因表达水平来选择合适的突变新抗原；然后，采用生物信息学或人工智能算法，将候选新抗原排序并制备个体化新抗原疫苗；最后，将新抗原疫苗有效递送至次级淋巴器官（如淋巴结），在那里被抗原提呈细胞捕获并提呈给 CD8$^+$或 CD4$^+$ T 细胞等免疫效应细胞，最终产生有效的抗肿瘤免疫反应。

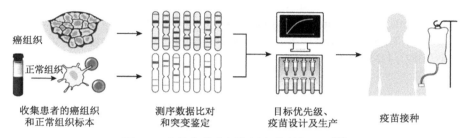

收集患者的癌组织　　测序数据比对　　目标优先级、　　疫苗接种
和正常组织标本　　和突变鉴定　　疫苗设计及生产

图 1.2　个体化肿瘤新抗原疫苗制备过程[19]

精准医疗是医学自身发展的客观必然，是公众对健康需求的推动，基于多种组学数据，能够更透彻地理解疾病，更精准地指导疾病诊断与个性化治疗。

参 考 文 献

[1] 赵晓宇, 刁天喜, 高云华, 等. 美国"精准医学计划"解读与思考[J]. 军事医学, 2015, 39(4): 241-244.
[2] 邓骞. 精准医学推动未来医疗模式革命[J]. 科技智囊, 2017, (4): 13.
[3] 谭俊, 安东阳, 贾永森, 等. 中医的精准之路探讨[J]. 中华中医药杂志, 2019, 34(3): 1013-1015.
[4] 胡大一. "精准医学"研究不可一哄而起[N]. 健康报, 2017-08-04(05).
[5] Collins F S, Varmus H. A new initiative on precision medicine[J]. The New England Journal of Medicine, 2015, 372(9): 793-795.
[6] 陈妤嘉, 张新庆, 蔡笃坚. 美国精准医学政策走向与反思[J]. 医学与哲学(A), 2018, 39(1): 2.
[7] 于军, 刘洋. 迈向精准医学[J]. 环球科学, 2015, (7): 22-25.
[8] 孙丽雅, 张明, 贺林. "精准医学"冷思考[J]. 中国科学: 生命科学, 2016, 46(7): 886-889.
[9] 侯建明. 推动精准医学发展的几点建议[N]. 中国人口报, 2017-09-21(003).
[10] 罗朝淑, 刘晓军. 发展精准医学, 我们面临哪些难题[N]. 科技日报, 2015-06-10.
[11] 何明燕, 夏景林, 王向东. 精准医学研究进展[J]. 世界临床药物, 2015, 36(6): 418-422.
[12] 王一凡. 精准医疗面临挑战[J]. 百科知识, 2017, (1): 26-29.
[13] 张铭. 迎接精准医疗时代[J]. 科学 24 小时, 2016, (11): 4-6.
[14] 王立生, 吴祖泽. 精准医学时代的细胞治疗[J]. 精准医学杂志, 2018, 33(2): 95-97,101.
[15] Eshhar Z. The T-body approach: redirecting T cells with antibody specificity[J]. Handbook of

Experimental Pharmacology, 2008, 1(181): 329-342.

[16] Gomes-Silva D, Ramos C A. Cancer immunotherapy using CAR-T cells: From the research bench to the assembly line[J]. Biotechnology Journal, 2018, 13(2): 1700097.

[17] Ott P A, Hu Z, Keskin D B, et al. An immunogenic personal neoantigen vaccine for patients with melanoma[J]. Nature, 2017, 547(7662): 217.

[18] Sahin U, Derhovanessian E, Miller M, et al. Personalized RNA mutanome vaccines mobilize poly-specific therapeutic immunity against cancer[J]. Nature, 2017, 547(7662): 222.

[19] Sahin U, Türeci Ö. Personalized vaccines for cancer immunotherapy[J]. Science, 2018, 359(6382): 1355-1360.

2 基因组学与精准医疗

从 19 世纪发现脱氧核糖核酸（DNA）开始，人类开始逐渐接触生命的本质，但是受当时认知所限，DNA 的作用被认为是储存磷并将之提供给细胞内其他分子合成使用，这一时期人们一直认为遗传物质是蛋白质，毕竟氨基酸的种类繁多，足以包含足够的遗传信息。进入到 20 世纪 30 年代，英国科学家开始使用不同类型的肺炎双球菌探索遗传物质的化学本质，并在此基础上证实遗传物质是 DNA，而不是蛋白质或其他的大分子。随后著名的噬菌体实验更是进一步证实了这一点。由此，科学界正式接受 DNA 是遗传物质这一观点。双链 DNA 分子由 4 种碱基构成，分别为 2 种嘌呤（A 和 G）和 2 种嘧啶（T 和 C）。DNA 分子结构的发现，更好地解释了 DNA 是遗传物质，并开启了现代分子生物学研究的新时代。随着 DNA 是遗传信息载体的确认及 DNA 分子结构的发现，学者们随之将研究的重点转向 DNA 序列信息的测定，即一级结构的测定。DNA 内 4 种碱基的排列顺序是生物体内遗传信息的本质体现，随着中心法则的提出，即遗传信息由 DNA 传递给 RNA，RNA 经过剪切和翻译而产生蛋白质，而蛋白质又可以反过来协助前两个进程，并协助 DNA 进行复制，DNA 的序列测定成为一个极其基础且关键的内容，无论是基因的鉴定、分离及定位，还是基因的功能与结构，都依赖于 DNA 的序列信息。

随着高通量测序技术的发展、大数据分析处理水平的提升，以高通量测序技术为基础的组学数据逐渐应用到临床诊疗过程中。临床组学大数据是生物医学大数据的重要组成部分，也是精准医疗的核心研究内容。组学研究的广泛开展与应用，产生和积累了大量的数据，通过对这些数据的整合分析，在各个方面加深对疾病和药物作用机制的认识，可为疾病的精准预防和精准治疗提供个性化方案。

2.1 基因组学研究现状

2.1.1 人类基因组计划

从 20 世纪 80 年代开始，生物学界的学者们逐渐意识到依靠单一学科如细胞学、发育学、肿瘤学或分子生物学等都不能从根本上完成对人类自身的认知和保护，因此，对人类全基因组的解析具有重要意义，它可以为所有生物学研究提供基础数据和框架支持。20 世纪美国癌症 10 年计划的失败，更加让科学界认识到基因组解析的必要性。1985 年，美国科学家首先提出了人类基因组计划，并于 1990 年正式实施。这个计划与 20 世纪的"阿波罗登月计划""曼哈顿计划"并称为三大计划，前期由美国、英国、日本、法国和德国共同执行，中国在中期加入，并承担了第三号染色体短臂端粒侧约 30Mb 的区域，共占全基因组 1%的测序工作。人类基因组是人类认识自身的计划，它把人类带入一个新的时代，从生命科学的角度讲，这个时代是以 DNA 序列为基础，以生物信息学为主导的生物科学和生物技术的新时代。人类基因组计划包含了不同的内容，如构建遗传图谱、构建物理图谱、DNA 序列测定、基因组序列变异识别及模式生物基因组测定等。

2.1.2 国际人类基因组单体型图计划

在人类基因组计划完成，即人类的全基因组序列已知后，科学界把目光进一步转移到人群中常见的变异位点上。HapMap 是 haplotype map 的简称，haplotype 表示单倍型或者单体型，是指基因组中来自父本或者母本的染色体，它可以表示人群中遗传信息的变异。DNA 作为物种遗传信息的载体，不仅承载了种间遗传信息的变异，也表示物种内不同个体的变异。国际人类基因组单体型图计划（HapMap 计划）是为了探索人类内部不同个体之间变异的形式、位置及群体内和群体间变异的分布情况。但是这一计划并不是为了建立 DNA 变异信息与疾病之间的相互关系，而是在探索物种内变异状况之后为其他的研究比如表型和遗传型的关系研究提供便利。

HapMap 计划同样是一个由多个国家和组织合作完成的项目，主要参与国有美国、英国、日本、加拿大、中国和尼日利亚。中国主要由中国科学院北京基因组研究所牵头，承担 3 号、21 号和 8 号染色体短臂单倍型的构建，约占总计划的 10%。在 HapMap 计划一期工作中，共采集了 270 个正常个体的标本，其中欧洲和非洲各包含了 30 个三联家系，亚洲包含了 45 个中国人和 45 个日本人，一期计划已于 2005 年 10 月 26 日完成。一期计划中共揭示了 100 多万个单核苷酸多态性（SNP）位点，平均每 3kb 一个 SNP。二期计划也于 2007 年 10 月 18 日完成，发现了超过 1000 万个 SNP 位点。

2.1.3　千人基因组计划

HapMap 计划主要聚焦于人类常见的遗传变异信息及群体频率大于 5% 的多态性位点，但是人类的基因库中有大量的变异位点没有被挖掘，并且大多数疾病都是和稀有突变位点相关的，因此在 2008 年中、美、英等国又组织了一次新的基因组测序计划，即国际"千人基因组计划"。此计划旨在通过高通量测序，进一步发现人类基因组中的低频突变。2012 年 11 月千人基因组计划的研究人员在 *Nature* 杂志上发表了 1092 个人的基因组数据，找到了 7700 万个变异位点，这些位点在群体中的频率大多数低于 5%，甚至有些 SNP 只有一个人携带。

2.1.4　癌症基因组图谱计划

癌症基因组图谱计划开始于 2006 年底，是美国一项从遗传学角度描述 1 万个肿瘤的试点项目，该项目的最初投资大约是 1 亿美元，随后发展成多个国家通力合作的一个国际癌症基因组图谱项目，已经在 2015 年正式宣告结束。该项目以人类基因组计划的成果为基础，通过应用基因组分析技术，采用大规模的基因组测序，将人类全部癌症（50 种包括亚型在内的肿瘤）的基因组变异图谱绘制出来，并进行系统分析，旨在找到与癌症发生和治疗相关变异，最终实现癌症的预防与治疗。现在已经发现了将近 1000 万个与癌症相关的基因突变。

2.1.5　人类基因组 DNA 元件百科全书计划

在人类基因组计划完成之后，科学家发现基因编码区占全部基因组不到 1.5% 的区域，不足以完全解释高等生物复杂的生物活动，因此美国 NIH 下属的国家人类基因组研究所（National Human Genome Research Institute，NHGRI）又启动了"DNA 元件百科全书"计划，主要目的是研究人类基因组中占绝大部分的非编码区域的功能。这个计划主要分为试点培育和规模化研究两个阶段，前者主要是探索研究非编码 DNA 的有效手段，以基因组 1%（约为 30Mb 的区域）为研究对象，对比当前的测序手段，并开发相应的应用软件，相关阶段成果也在 2007 年发表于 *Nature* 和 *Genome Research* 等杂志上。在规模化研究阶段，科研人员使用之前的研究成果，将对象扩展到整个基因组层面，阐释大量 DNA 元件的功能，并于 2012 年 9 月发表于 *Nature*、*Genome Research* 和 *Genome Biology* 等 SCI 收录的期刊上。随后在 DNA 元件百科全书计划的第三阶段，科研人员将研究对象扩展到小鼠、果蝇、线虫等模式生物的基因调控研究中，而在 2017 年启动的第四阶段中，科学界旨在通过更多的分析丰富人类和小鼠基因组中调控区域的功能。DNA 元件百科全书计划从立项到现在，通过一系列研究，颠覆了人类对基因组的一系列认知，基因组中"Junk DNA"在生命活动中具有重要的作用。

2.1.6　人类细胞图谱计划

在之前的测序工作中，一般是通过提取数百万甚至更多的细胞的遗传物质进行测序，检测其所包含的突变，但是人体至少有 37 兆 2000 亿个细胞，尽管个体都是从一个受精卵发育而来，但是体细胞突变导致不同组织的遗传信息可能会有微小的不同，而且考虑到表观修饰，不同组织细胞所表达的基因和这些基因的表达量也不尽相同，对这种体内异质性的研究会大大加深我们对自身的理解。因此在 2016 年 10 月，陈-扎克伯格基金会计划投资 30 亿美元来资助基础科学研究，其中最受瞩目的就是"人类细胞图谱计划"。人类细胞图谱计划是一项具有跨时代意义的国际合作项目，汇集了全世界范围内优秀的生物学家、病理学家、临床医生、计算机科学家、统计学家等专家的工作，致力于建立一个健康人体中所有的人类细胞参考图谱，涉及细胞的类型、数量、位置、关系和分子组成等，用来描述和定义健康与疾病的细胞基础。我国清华大学张学工教授团队是唯一受到此项目资助的中国研究团队。

2.2　测序技术原理

2.2.1　第一代测序技术

第一代测序技术是指以化学降解法和双脱氧链终止法为主的测序方法。相较于化学降解法，双脱氧链终止法操作更简单，测定的片段更长，通量也更高，因此逐渐得到广泛应用。从 1977 年噬菌体 φX174 的全基因组序列（5375bp）的测定开始，生命科学正式进入基因组领域。2001 年完成的人类基因组计划，也是在双脱氧链终止法的基础上完成的。

双脱氧链终止法也称 Sanger 法，是由剑桥大学医学研究中心的 Frederick Sanger 课题组开发的一种酶测序方法，该方法巧妙地利用了 DNA 合成的原理（图 2.1，彩图 2.1）。DNA 复制的过程需要 DNA 聚合酶、DNA 模板、引物和 4 种脱氧核苷三磷酸（dNTP），DNA 聚合酶会根据碱基互补的原则将 dNTP 连接到引

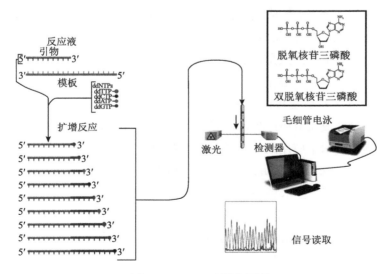

图 2.1　Sanger 法测序原理

物 3′羟基端，使引物延伸，但是在加入双脱氧核苷三磷酸的情况下，延伸后的序列由于没有了 3′端的羟基，无法继续延伸而导致 DNA 聚合酶反应的终止，通过用 ^{32}P 或者荧光基团进行标记，在电泳分离的基础上进行图像分析即可得到所测 DNA 片段的序列信息。应用生物系统公司（Applied Biosystems，ABI）在此基础上开发出半自动第一代 DNA 测序仪 ABI3730 和 ABI3730XL，这两台测序仪对人类基因组计划的完成起到了非常关键的作用，其较长的读长及原始数据准确度高的特点使得其现在仍在多个领域广泛使用。

2.2.2　第二代测序技术

在人类基因组计划宣布完成以后，人类正式进入后基因组时代。但是第一代 DNA 测序通量较低、测序成本较高，不能满足研究人员进行大规模测序研究的需要，限制了人们对生命活动和疾病的深入了解，这就促使了第二代 DNA 测序技术的出现及发展。第二代测序技术又称为下一代测序技术（next-generation sequencing，NGS），使用边合成边测序的原理，通过对 DNA 合成过程中每一轮碱基荧光信号的采集和识别，完成 DNA 测序过程。由于这一过程在高密度的芯片上进行，因此可以同时对上百万条序列进行测序，具有高通量的特点，同时又降低了成本，但是由于读取荧光信号需要将信号放大，这就需要将每一条模板进行聚合酶链反应（PCR）形成簇，在每一轮合成时读取某一簇中所有碱基的荧光信号进行识别，由于在合成反应的后期同一簇中不同序列间的信号可能不能同步，因此第二代测序技术的缺点是读长较短。

第二代测序技术的一般流程如下。首先将待测的 DNA 片段两端加上接头序列，然后通过 PCR 得到更多的模板，再大规模平行进行引物杂交和 DNA 聚合酶反应，对每一轮合成反应所产生的荧光信号进行检测识别，得到碱基的信息。

第二代测序技术中应用最广泛的是 Solexa 技术（图 2.2，彩图 2.2），该方法由剑桥大学的 Solexa 公司发明，于 2007 年被 Illumina 公司收购，并得到进一步的发展。该方法的核心技术是 DNA 簇技术和可逆终止末端。Illumina 公司基于此方法开发出多个测序平台，包括中通量的 MiSeq 平台与应用于科研服务的 HiSeq 和 NovaSeq 平台。其中 NovaSeq 6000 测序仪可以在 40 小时内产生 6T 的数据量，并且测序时间较前代平台更短，因此其数据质量更高。

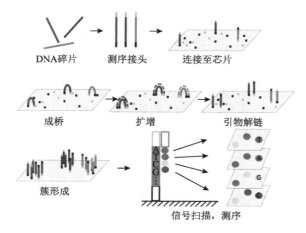

图 2.2　Solexa 技术原理

2.2.3　第三代测序技术

第二代测序技术虽然具有通量高且成本较低的优点，但是由于其读取簇荧光信号的原理，在现阶段读长较短，最长只有 300bp，无法正常进行重复序列、拷贝数变化和结构变化的检测。近几年来，研究人员开发出两种长读长的测序技术，分别是单分子实时（single molecular real time，SMRT）测序技术和纳米孔（nanopore）测序技术，这两种方法都不需要将测序的模板扩增形成簇后进行信号读取，而是读取每条 DNA 分子的序列，因此读长较长，可是在准确度上与第二代测序技术还存在一定的差距。但第三代测序技术具有读长长、单分子、无 GC 偏好性、测序的同时可以检测碱基修饰的独特优势。

SMRT 测序技术发展到现在，PacBio 公司的第三代测序技术也迎来了重大升级，实现了能够与第二代测序技术相媲美的准确度。PacBio 所采用的环形一致性测序（circular consensus sequencing，CCS）技术工作原理是在线性 DNA 分子的两端连接发夹接头（hairpin adapter），以创建一个"SMRTbell"模板。与接头结合的聚合酶可从接头移动，插入 DNA 链，并添加碱基、读取序列。CCS 通过在接头多次移动产生高保真度（HiFi）读段（reads），一直持续到聚合酶失活，产生同一 DNA 分子的多个 pass。一般情况下，该平台在保证准确度的前提下，读段读取范围是 1000～2000 个碱基，但也有研究团队利用升级的 CCS 方法生成了超过 10 000 个碱基的读段。对于升级前的 PacBio 技术来说，其读段通常具有较高的错误率，但这些错误往往是随机的，如果对同一区域进行多次测序，平均误差就会被降低。在最新研究中，研究团队证明，通过多次读取相同的 DNA 分子（平均 10 次）可以产生高质量的测序数据。同时，新 CCS 方法产生的读段与 Illumina 的读段错误率大致相同，但比 NGS 的读段长得多。研究数据显示，新的测序方法可以生成高准确度（99.8%）、高 HiFi 的长读段，平均长度为 13.5kb。利用该方法进行人 HG002 / NA24385 基因组测序，结果显示，检测单核苷酸变异（SNV）的精确度至少为 99.91%，插入和缺失（INDEL）占 95.98%，结构变异（SV）占 95.99%。

同时，新 CCS 方法检测微小变异和结构变异的能力与短读长测序相当，甚至超过了短读长测序。几乎所有（99.64%）变异都可以被分类为单倍型，从而进一步改善变异检测。值得关注的是，单独使用 CCS 的读段进行基因组从头组装可以产生连续且准确的基因组，其重叠群（contig）N50 超过 15Mb，一致性为 99.997%，基本优于已有的长读长测序方法。同时，据研究人员估计，利用该测序方法可以纠正 GIAB 参考序列中的 2434 个基因测序错误。此外，新方法有助于产生更加完整的基因组，以及分析所有基因区域的序列，包括短读长技术的低映射区域，且成本与当前的短读长测序相似。

纳米孔测序技术识别的是电信号。相较于第二代测序技术，第三代测序技术拥有单分子无须扩增、长读长等关键优势，但其测序数据的准确度较低一直是相关应用的一大劣势。为了克服这一劣势，ONT（Oxford Nanopore Technologies）纳米孔测序技术不断升级和改进。2019 年，该公司发布了新型 R10 芯片，可以称得上是一次重大的技术升级，极大程度上解决了第三代测序数据准确度的问题。据悉，新型 R10 芯片最大的更新是纳米孔采用了双读取器（Reader）的设计。这使得 R10 芯片能够对同一碱基进行两次信号识别，测序准确度因此得到极大提升。相较于当前广泛使用的 R9.4.1 版本芯片，R10 芯片理论上对同一碱基的识别次数为 R9.4.1 芯片的 2 倍，因此可提供相当的读长、产量及更准确的数据，且测序芯片的成本保持不变。

从 R10 芯片的内测结果来看，在小型基因组样本上，R10 纳米孔的共有序列准确度已达到 Q50 的水平——相当于每 10 万个碱基中有 1 个错误，或 99.999% 的准确度。目前，该新型纳米孔芯片已从内部测试使用过渡到早期试用阶段，面向少数用户进行开放测试。国内多家企业均已引入了该芯片系统。

2.3　常用数据库简介

随着大量研究工作的完成，尤其是千人基因组计划、癌症基因组图谱计划等大规模、高通量测序工作的完成，每年有大量的测序数据产出，精准医疗是在大样本、海量数据的基础上进行研究和分析，最终实现精准预防、精准诊断和精准治疗的目标。因此，面对海量的生物医学数据，已经有一批优质的生物医学和精准医疗知识库被整合和构建。这些数据库可以帮助科研人员和医生全面获取各类生物医学文本信息和组学数据，为研究和临床决策提供充分的依据。

2.3.1　在线人类孟德尔遗传数据库

在线人类孟德尔遗传数据库（Online Mendelian Inheritance in Man，OMIM）是 1987 年建立的基于人类孟德尔遗传学（Mendelian Inheritance in Man），将现今所知的遗传病与相应的基因和临床信息联系起来的数据库。该数据库主要由约翰斯·霍普金斯大学维护更新。OMIM 一直保持着稳定的更新速度，数据来源于目前发表或将要发表的生物、医学文献，相关的文章经过鉴定、讨论，编写在数据库内成为相关的条目。此数据库虽然只提供一些关于基因、临床的基本信息，但是其内嵌有相关基因组、DNA、蛋白质、临床、突变、动物模型、细胞系、通路等数据库的链接，可以让浏览者随时跳转获得更详细的数据。

2.3.2　基因型和表型数据库

基因型和表型数据库（Database of Genotypes and Phenotypes，dbGaP）是美国 NIH 赞助的用于归档、精选和发布由调查基因型和表型间相互作用的研究所产生的信息的数据仓库。dbGaP 中的信息是以层次结构组织的，包含登记的主体、表型（作为变量和数据集）、各种分子实验数据（SNP 和表达阵列数据、序列和表观基因组标记）、分析和记录。有关提交研究的公开可访问的元数据、摘要水平数据和与研究相关的文档能够在 dbGaP 网站免费访问，来自全世界的科学家能够通过受控访问应用访问个体水平数据。

2.3.3　人类染色体不平衡和表型数据库

许多患有罕见病的患者基因组中存在基因变异，包括序列变异或者拷贝数变异（copy number variation，CNV）等，这些变异影响基因的表达而导致疾病，然而许多变异是全新的或者罕见的，这使得临床解释存在困难，并且基因型、表型关联存在不确定性。使用 Ensembl 资源的人类染色体不平衡和表型数据库（Database of Chromosomal Imbalance and Phenotype in Humans using Ensemble Resource，DECIPHER）是一个基于网络的交互式数据库，并整合了一系列的工具来帮助基因变异的解析。用户可以通过检索与患者变异相关的生物信息学资源信息加强临床诊断，并且在对应基因座同时展示正常变异和致病变异，以便于揭示报告。

2.3.4　癌症基因数据库

癌症基因数据库（Cancer Genome Anatomy Project，CGAP）是美国国家癌症研究所于 1996 年发起并建立和主持的交叉学科的数据库，主要收集了正常组织、癌前组织及癌细胞的基因表达水平，用来提高癌症的检测、诊断水平及改善病患治疗情况。CGAP 共分为 5 个部分：人类肿瘤基因索引（Human Tumor Gene Index，hTGI），指明了在人类肿瘤发生过程中的基因表达；分子表达谱（Molecular Profile，MP），展示了从分子水平分析人类组织样品的概念；癌症染色体变异计划（Cancer Chromosome Aberration Project，CCAP），描述了肿瘤转移相关的染色体改变；遗传注解索引（Genetic Annotation Index，GAI），指明和描述了同种癌症相关的多态性；小鼠肿瘤基因索引（Mouse Tumor Gene Index，mTGI），确定了在小鼠肿瘤发生过程中的基因表达。

2.3.5　癌症体细胞突变目录

癌症体细胞突变目录（Catalogue of Somatic Mutation in Cancer，COSMIC）是 Sanger 研究所建立的全球最大、最全面的关于肿瘤体细胞突变及其影响的数据库，截至 2019 年 9 月发布的 v90 版本，该数据库共发布了超过 140 万个肿瘤样本中 9 733 455 个编码区突变、12 099 101 个非编码区突变、19 396 个基因融合事件、1 207 190 个拷贝数变异等，涵盖了基因组绝大部分与肿瘤相关的变异信息。COSMIC 收集的信息均是通过科学文献手工编审的，有着非常精确的疾病类型定义和患者细节信息，还对所有的体细胞突变在人类基因组和每个受影响的编码基因中都进行了注释，并且和疾病类型关联。

2.3.6   人类肿瘤驱动基因数据库

人类肿瘤驱动基因数据库（Database for Human Cancer Drive Gene Research，DriverDB）是由我国台北振兴医院小儿麻痹科于 2013 年牵头建立的，收集了超过 6000 例外显子测序数据及注释数据库和专用于驱动基因或突变识别的公开生物信息算法，该数据库主要从"肿瘤"（Cancer）和"基因"（Gene）两个角度，帮助研究人员设想癌症和驱动基因或突变之间的关系。"Cancer"部分为针对具体癌症类型总结的驱动基因的计算结果，"Gene"部分从多层面描述一个基因的突变信息。

2.3.7   人类基因突变数据库

人类基因突变数据库（Human Gene Mutation Database，HGMD）是从 1996 年开始，由英国卡迪夫大学医学遗传研究所维护的关于人类生殖系突变数据的数据库，这些突变数据构成了人类遗传病的基础或者与人类遗传病相关。目前 HGMD 中所有的突变共分为以下几类：致病突变（disease-causing mutation）、可能的病理突变（probable/possible pathological mutation）、功能基因多态性（functional polymorphisms）、带功能证据的疾病相关多态性（disease-associated polymorphisms with supporting functional evidence）和移码或截断变异（frameshift or truncating variant）。HGMD 主要分为公开和专业两个版本，其中公开版本向研究机构和非营利性机构的注册用户免费开放，而专业版本向商业或营利性机构开放，需要付费订阅。

2.3.8   人类单核苷酸多态性数据库

人类单核苷酸多态性数据库（Single Nucleotide Polymorphism Database，

dbSNP）是 1998 年由美国国家生物技术信息中心（National Center for Biotechnology Information，NCBI）和国家人类基因组研究所（National Human Genome Research Institute，NHGRI）联合建立的包含群体序列变异的数据库。该数据库将核苷酸序列的变异分为单碱基多态性、小的插入或缺失多态性、序列不变区域、微卫星重复、命名的变异和未知的杂合位点共 6 类，其中单碱基替换占据的比例最大，为 99.77%。dbSNP 不只包含引起疾病的临床突变，也包含中性的多态性，并且 dbSNP 并不仅有人类的 SNP 数据，也包含其他物种，但是从 2017 年 9 月 1 日起，dbSNP 不再接受非人类的变异数据。

2.3.9 序列变异与人类表型关系公共档案数据库

序列变异与人类表型关系公共档案（ClinVar）数据库是 2012 年美国 NIH 建立的将变异、临床表型、实证数据及功能注解与分析 4 个方面的信息，通过专家评审，逐步形成一个标准的、可信的、稳定的遗传变异-临床表型相关的数据库。它深度整合了多个数据库，包括在变异信息中整合了 dbSNP 与染色体结构变异数据库（dbVar），在表型信息中由 MedGen 获得表型描述等。ClinVar 数据库中所收录的变异与表型之间的关系一般是通过临床试验或者研究文献编审的，包含全基因组关联分析（genome-wide association study，GWAS）中被确定的变异且已被编审，并且提供的临床意义解释也被收录其中，总之 ClinVar 数据库为疾病临床表型与基因型的研究提供了重要的研究基础。

2.4 基因组学在精准医疗科研与临床中的应用

近年来，随着基因突变检测技术的进步及对基因突变如何影响人类健康和疾病的认识加深，基因检测技术正从科研走向临床。基因医学，即将个体基因组信息纳入临床诊疗过程，正日益成为一种被接受的常规方法。

2.4.1 基因组学与癌症

将癌症基因组学纳入诊断医学，可以提高癌症患者接受临床治疗的准确性。

在过去 10 年中，NGS 在大规模癌症基因组学研究项目中的应用揭示了多种癌症发生和发展的信息，NGS 及其各种分析方法也被纳入临床实践中，以便更好地为癌症患者的临床诊疗提供信息，特别是基于基因组学的各种方法学正越来越多地用于指导患者根据其肿瘤和健康细胞的基因组信息选择最合适的靶向治疗方法，各种研究的结果表明，这些方法学在改善患者预后等方面具有明显的临床益处。基于基因组学的方法学也为免疫制剂的使用提供了信息，从而扩大了其潜在的临床适用性。从临床前发现和临床应用获得的"大数据"将改善数据挖掘工作，并进一步加深我们对癌症的理解，启用将基因组和临床数据结合在一起的数据集成方法，能以可扩展的方式提高预测患者最有效疗法的能力。所有这些方面都会影响基因组学指导的癌症医学的发展，并最终决定基因组学整合到临床诊疗中的程度。

NGS 在人类肿瘤表征中的应用为了解不同癌症类型的生物学基础、开发靶向疗法和干预措施、发现药物反应和耐药性的基因组生物标志物、指导有关治疗的临床决策提供了前所未有的手段[1, 2]。此外，除了上游样品制备方法的多样性外，NGS 分析的多功能性还有助于整合表征癌症基因组、转录组和表观基因组的研究[3]。NGS 可以揭示肿瘤 DNA 样品中的单核苷酸变异（SNV）、小的插入和缺失（INDEL）、拷贝数变异（CNV）、结构重排及杂合性丧失。肿瘤来源 RNA 的测序可以鉴定差异表达的基因、基因融合、小 RNA、异常剪接体和等位基因特异性表达模式。DNA 和（或）组蛋白的化学修饰及高级染色质结构的变化也可以以更高的精确度进行定位。除癌症固有的遗传复杂性外，对来自多个基于 NGS 测定数据的算法分析也对 NGS 数据的临床解释提出了重大挑战。不仅每类变异类型都需要采用独特的计算方法进行检测，广泛的 CNV 和肿瘤内异质性也会导致突变体等位基因频率降低，从而降低检测灵敏度。因此，用于癌症诊断的 NGS 通常需要高深度的序列覆盖范围，以增加检测小部分癌细胞中发生突变的可能性[4]。

但是，使用传统的 NGS 通常具有更高的计算要求和更长的计算时间，并且还会比更具针对性的靶向方法产生更高的成本。基于这些实际的考虑，分析几十到数百个与癌症密切相关的 gene panel 是许多分子病理学实验室的优先选择[5, 6]。这样可以使用质量较低的标本，并对有限数量基因进行高通量测序，因此 gene panel 可用于筛查可能从临床上可操作的突变检测中受益的更大数量的患者。此外，靶向测序能够实现更深度的序列覆盖，从而提高了异质（多克隆）或低纯度肿瘤样品中关键突变检测的灵敏度。然而，全基因组和全外显子组测序方法能够检测更大数量的突变，因此可以更准确地指示肿瘤内异质性及是否存在具有临床意义的特定突变特征和肿瘤特异性的新抗原[7, 8]。在各种临床和研究实验室采用靶向测序进行肿瘤分析后，发展出了涉及多种不同技术的不同策略，包括基因数量的选择和用于临床体细胞突变检测及报告的计算分析管线等。从基因组 DNA 中富集选定的目标区域的方法主要有两种：扩增子捕获和杂交捕获。扩增子捕获（包括使用 PCR 的多重扩增）可从少量 DNA 模板中进行深度测序，并花费较少的时间检测有限数量的基因或突变"热点"区域中的高灵敏度突变[9]；而杂交捕获涉及 DNA 或 RNA 探针设计与靶向区域选择，比扩增子捕获区域更广甚或包含整个外显子组[10-12]。杂交捕获方法还可以通过在每条染色体上添加均匀间隔的探针来提供更精确的拷贝数变化评估，并且可以通过包含与特定非编码序列相对应的探针检测已知的结构重排，如在特定的非编码序列中检测发生基因组断点的区域[7]。基于大型杂交捕获的 NGS 有以下优点：能检测多种类型的碱基和（或）结构改变、整个基因中存在的稀有和常见等位基因（而不仅仅是在热点中）及复杂的基因组特征。

大规模的肿瘤测序工作揭示了与驱动肿瘤发生和进展相关的基因变异，并且随着分子靶向疗法研究的不断进展，这些突变的肿瘤驱动基因可以在临床上得到抑制[2]。在精准肿瘤学治疗发展的近 20 年中，开发和批准了两种靶向疗法：曲妥珠单抗用于治疗人表皮生长因子受体 2（HER2）扩增转移性乳腺癌患者；伊马替尼用于治疗 *BCR-ABL* 融合阳性的慢性粒细胞白血病（CML）患者[13, 14]。目前，FDA 批准的基因型靶向疗法可用于许多不同的肿瘤类型，表皮生长因子受体（EGFR）、间变性淋巴瘤激酶（ALK）及 ROS1 的抑制剂可用于携带有这些突变的非小细胞肺癌（NSCLC）患者[15-17]。大约一半的皮肤黑色素瘤患者存在 *BRAF* 突变，该类患者可采用 MAPK 信号转导途径的多种抑制剂进行治疗[18-20]。此外，在转移性结直肠癌患者中，EGFR 导向疗法（如西妥昔单抗和帕尼单抗）是专门针对 KRAS 和 NRAS 中无致癌性突变的患者而开发的[21]。随着靶向疗法的组合不断扩大，这些疗法的适当给药和测试新药功效的临床试验设计需要快速而灵敏的方法，以便分析所有相关肿瘤类型中的靶向基因变异。通过创建存在于不同肿瘤中的基因及其变异的数据库，可以以更高的精确度预测临床试验精准程度，从而更加有效地进行新疗法的测试和审核。

基因信息指导的分子靶向药物疗法已取得了显著的效果，但是基因变异和其他生物学因素可能导致某些肿瘤亚型的患者具有先天性耐药。此外，转移性癌症患者经过靶向药物的长期治疗后，几乎最终都会产生获得性耐药[22]。基因本身的继发性改变可能使其对靶向药物不敏感，下游或旁路基因的激活可以导致癌症新陈代谢途径重新激活，这些改变也促进了新药物的研发，如 CML 患者 BCR-ABL1 的靶点继发性耐药突变的发生促使了更有效的第二代和第三代抑制剂的开发[23-25]。基于基因组学的肿瘤生物学分析主要有两种方法来研究获得耐药性：首先，通过将已治疗转移性癌症患者队列的测序数据，特别是来自前瞻性测序患者队列的测序数据，与未治疗原发性肿瘤患者的数据进行比较，可能在转移性患者中发现明显丰富的突变。例如，在抗雌激素治疗后，雌激素受体（ESR1）在转移性乳腺癌中具有高频突变[26, 27]。其次，通过对比同一患者治疗前和治疗后活检样品测序数据，可以直接比较突变情况，而鉴定新获得的突变。在对 RAF 抑制剂治疗之前和之后进行的 *BRAF* 突变型黑色素瘤活检样品的配对测序显示，MEK1 和 MAPK 信号转导途径的其他基因中存在广泛的获得性突变[28, 29]。在 *PI3KCA* 突变型乳腺癌的样品与同一患者多个耐药病灶的样品用 PI3Kα 小分子抑制剂（alpelisib）治疗后的测序数据中发现 *PTEN* 突变可介导耐药性的发生，不同的转移部位发生了不同类型的 *PTEN* 突变[30]。

　　肿瘤中基因突变的鉴定并不限于预测靶向治疗效果，特定的突变特征和其他复杂的基因组特征也可被用来进行临床决策支持[31, 32]。肿瘤突变负荷（tumor mutation burden，TMB）已经成为免疫检查点抑制剂关联的生物标记[33, 34]，另外特定的突变特征，如微卫星不稳定性（microsatellite instability，MSI），也可以作为对免疫检查点抑制反应的预测因子，这些结论促使 FDA 批准了程序性死亡蛋白 1（PD-1）抑制剂用于实体瘤的治疗[35, 36]。其他复杂特征的存在，包括同源重组功能丧失导致的同源重组缺陷，可能预示着多腺苷二磷酸核糖聚合酶（PARP）抑制剂的良好治疗效果[37, 38]。除了突变负荷和对免疫检查点抑制的敏感性之间的关系外，基因组学还可以在指导免疫疗法的使用方面发挥更细微的作用。例如，在 2000 年就已经开始的对癌症中频繁突变基因进行鉴定的工作中，Vogelstein 和 Allison 等在乳腺癌和结直肠癌中分别鉴定出 10 种和 7 种新生抗原[39]。此后不久，NGS 以无偏好性的方式将肿瘤 DNA 序列与从非恶性细胞获得的序列进行比较，极大地促进了肿瘤 DNA 中所有体细胞突变的发现，并揭示了携带每种特定突变的肿瘤细胞的比例（如原始克隆与亚克隆）[40]。巧合的是，神经网络算法的出现提供了突变肽与不同 HLA 分子结合亲和力的预测，进而评估序列变异对免疫识别的影响[41, 42]。不同 HLA 对特定肽的亲和力的实验数据为这些算法提供了真实数据，并且随着数据的扩展，预测的准确性和广度也得到了提高。

　　在当前的实践中，现已可以使用算法（如 NetMHC 等）对来自肿瘤与来自非恶性组织的外显子测序数据进行二次分析，以预测新生抗原，这种类型的分析不仅需要氨基酸序列突变肽段（DNA 转录翻译），还需要了解患者特定的 HLA 单倍型。HLA 单倍型可以使用常规临床测序手段来获得，也可由非恶性组织的外显子测序数据获得[43, 44]。可以预测的是反复暴露于强致癌物（如紫外线相关的黑色素瘤、吸烟相关的非小细胞肺癌及尿路上皮癌）和由于错配修复缺陷而出现的肿瘤类型中，突变负荷增加导致新生抗原的数量要高于其他病因的癌症，但是这些新生抗原可能与癌症的发生或者治疗无关[45]。因此，尽管使用肿瘤 RNA 测序数据评估新生抗原表达可能存在各种临床挑战及产生相关的额外费用，但其可以更精确地估算突变负荷。在一项关于使用程序性死亡蛋白配体 1（PD-L1）抑制剂治疗泌尿道上皮癌的多组学研究中，突变负荷与治疗反应之间不具有相关性[46]。同样，其他研究的结果表明，PD-L1 表达的免疫化学评估也未提供明确的生物标志物[47]。这些结果表明需要多种免疫检查点抑制反应预测方法，以使临床医生能够更好地选择对患者更有效的疗法。另外，个性化免疫疗法（如抗肿瘤疫苗）的设计是新生抗原预测的另一潜在临床应用。计算预测得出的对 I 类或 II 类 HLA 分子具有最高结合亲和力的高表达 RNA 和（或）肽，用于构建特定类型的疫苗。疫苗还可以使用患者来源的免疫成分，如树突状细胞，这已在黑色素瘤患者中得到证实。2017 年 7 月发表的两项研究的结果表明，长肽段和基于 RNA 的疫苗疗法在黑色素瘤治疗中发挥了显著的作用[48, 49]。

随着分析方法实用性的提高，临床基因组学在癌症实时诊疗护理中也越来越受到关注，如液态活检。活跃生长肿瘤中的细胞死亡会导致其 DNA 释放到循环系统及与器官接触的其他体液中[50]，而体液中的循环游离 DNA（circulating cell-free DNA，cfDNA）可用于肿瘤突变分析、化疗后的基因组突变监测，以及确定耐药性的产生机制，最终提供具体的指标来指导临床护理和决策处理[51, 52]。然而，其在液态活检中的应用仍面临相当大的挑战，如血液样品中肿瘤来源的 DNA 比例通常远低于肿瘤组织中的比例，因此需要改进样品制备方法，以提高对低频突变的检测灵敏度[53]。此外，虽然已有成功的例子报道[54, 55]，但是在癌症早期阶段使用液态活检仍具有挑战性。

2.4.2　基因组学与复杂疾病

复杂疾病（complex disease）是指在众多因素（包括多个基因突变、一个基因多个突变及环境因素等）共同作用下发生的疾病。其遗传模式也比较复杂，随着人类对基因突变在健康和疾病中作用的理解加深，加上评估及解读这些突变的技术进步，基因组学正在逐渐融入复杂疾病临床诊疗中。在这样的背景下，一系列包括旨在评估基因型-表型关联性研究、评估采用基因组信息指导治疗或规避疾病风险效果的临床验证、开发基因检测和将检测结果用于临床诊疗流程的临床应用等研究和应用正在进行。在临床日常诊疗中，越来越多的基因医学应用被接受，其中包括评估疾病风险、诊断罕见和疑难杂症及改善药物安全和疗效。

基因型-表型关联性研究不仅可以确定复杂性状和疾病的遗传结构，还能为正常生理学和疾病病理生理学提供新的理解。GWAS 和其他研究表明，超过 71 673 个 SNP 与复杂疾病或性状关联[56]。但是，这些关联的基础机制在很大程度上仍未定义。更笼统地说，复杂疾病和基因变异之间的关系解释仍不清楚。常见疾病-常见变异假说最初预测所有人群中均存在的常见变异是表型变异或疾病风险的基础，并且这些变异一起对疾病风险或特征变异具有加性或乘性效应[57]。由于GWAS 研究未能解释所观察到疾病的狭义遗传性，因此已经提出了关于复杂疾病和遗传变异的替代解释，包括①等位基因频率谱说明疾病风险和数量性状变异；②观察到的关联是大量的大面积稀有变异的基础；③基因型、环境和表观遗传相互作用的结合导致了这种关联[57]。这些不同潜在机制的相互组合可能解释了复杂疾病和基因组变异的潜在联系，因为常见、低频率和罕见变异现在都已被证明与复杂疾病和特征相关[58-61]。

临床应用中主要有 4 种 DNA 测序类型，分别是单基因、gene panel、全外显子和全基因组，检测的数据范围不断扩大。当患者临床特征强烈指向某个基因或一小组基因时，最常采用的是单基因检测或靶向捕获 gene panel，而全外显子测序和全基因组测序往往用于那些无法推测致病基因或前述两种方法失败的情况。与全外显子测序相比，全基因组测序覆盖范围更大，可以避免靶向捕获测序方法的一些局限（如捕获方法对难以测序 DNA 片段或参考等位基因的偏向性捕获或扩增）[62, 63]。另外，全基因组测序还能更好地解决结构性质的问题，如插入和缺失[64]。而且在进行外显子测序和全基因组测序时，通常需要对患者及其父母双方都进行测序，然后基于家系做遗传解读分析。通过家系（患者+父母三方）分析，能够准确鉴定患者在配子形成和胚胎形成时期的新发突变（*de novo* mutation）[65]。

对个体基因组部分或全基因组进行测序能够产生数百万的突变，而这大量的突变可能在现有数据库中仅有少量具有相应的注释信息。评判这些突变是否会引起特定的表型或增加某个人的患病风险或对药物是否有反应是一个复杂的流程。首先，需要对产生的数据和鉴定突变的质量及有效性进行仔细评估，然后把致病可能性不高的突变过滤掉，通常的衡量标准是其发生频率高于人群中某种疾病或表型的发生频率。进一步的解读通常参照一系列专业的指南，如 2015 年由美国医学遗传学与基因组学学会（American College of Medical Genetics and Genomics，ACMG）和美国分子病理学会（Association for Molecular Pathology，AMP）颁发的指南，在指南中明确提出将突变分为明确致病（pathogenic）、明确不致病（benign）或与疾病关系未明（variant of unknown significance，VUS）几个类型。如果一个突变的致病性未知，但可以推断与某个已经分类的突变有相同的基因功能，则可以定义为可能致病（likely pathogenic，LP）或可能良性（likely benign，LB）[66]。

当突变出现在一个可能导致患者表现出某种临床特征的基因时，大多数美国实验室现在报告基因突变都是表述为致病（pathogenic）或可能致病（LP）。然而，由于研究者通常会对基因组更大的区域进行测序，他们也会在其他基因中发现致病或可能致病突变，提示有罹患其他疾病的风险，这是在检测目的之外的发现（次要发现）。ACMG 已经鉴定了 59 个这样的基因，其与可能危及生命的情况（如肿瘤、心律失常、原发性心肌病等）相关，而相应改变治疗方法或流行频率可能会让患者受益[67]。对于次要检测结果，许多实验室按照 ACMG 的推荐觉得有义务报告这些意外发现，但同时也意识到并非每个突变都会在患者中致病，即外显率不同。ACMG 及其他专业机构都特别强调，不推荐报告 VUS 作为次要发现，因为可能出现误解读的情况[67]。

精准医疗是一种将个人基因组、生活环境与习惯差异考虑在内的疾病预防和治疗的新兴方法，是以个体化医疗为基础、随着基因组测序技术快速进步及生物信息与大数据科学的交叉应用而发展起来的新型医学概念和医疗模式。随着用于基因组学研究的资金不断增加，基因测序越来越商业化，其在出生缺陷防控、肿瘤精准诊疗与康复、感染性疾病精准治疗、心脑血管及代谢类疾病防控等方面的应用越来越广泛，极大地推动了精准医疗的发展。

参 考 文 献

[1] Garraway L A, Lander E S. Lessons from the cancer genome [J]. Cell, 2013, 153（1）: 17-37.

[2] Hyman D M, Taylor B S, Baselga J. Implementing genome-driven oncology [J]. Cell, 2017, 168（4）: 584-599.

[3] Meyerson M, Gabriel S, Getz G. Advances in understanding cancer genomes through second-generation sequencing [J]. Nature Reviews Genetics, 2010, 11（10）: 685-696.

[4] Griffith M, Miller C A, Griffith O L, et al. Optimizing cancer genome sequencing and analysis

[J]. Cell systems, 2015, 1(3): 210-223.

[5] Cheng D T, Mitchell T N, Zehir A, et al. Memorial Sloan Kettering-Integrated Mutation Profiling of Actionable Cancer Targets (MSK-IMPACT): a hybridization capture-based next-generation sequencing clinical assay for solid tumor molecular oncology [J]. The Journal of Molecular Diagnostics, 2015, 17(3): 251-264.

[6] Frampton G M, Fichtenholtz A, Otto G A, et al. Development and validation of a clinical cancer genomic profiling test based on massively parallel DNA sequencing [J]. Nature Biotechnology, 2013, 31(11): 1023.

[7] Garofalo A, Sholl L, Reardon B, et al. The impact of tumor profiling approaches and genomic data strategies for cancer precision medicine [J]. Genome Medicine, 2016, 8(1): 79.

[8] van Rooij N, van Buuren M M, Philips D, et al. Tumor exome analysis reveals neoantigen-specific T-cell reactivity in an ipilimumab-responsive melanoma [J]. Journal of Clinical Oncology: Official Journal of the American Society of Clinical Oncology, 2013, 31(32): e439-e442.

[9] Singh R R, Patel K P, Routbort M J, et al. Clinical validation of a next-generation sequencing screen for mutational hotspots in 46 cancer-related genes [J]. The Journal of Molecular Diagnostics, 2013, 15(5): 607-622.

[10] Gnirke A, Melnikov A, Maguire J, et al. Solution hybrid selection with ultra-long oligonucleotides for massively parallel targeted sequencing [J]. Nature Biotechnology, 2009, 27(2): 182.

[11] Albert T J, Molla M N, Muzny D M, et al. Direct selection of human genomic loci by microarray hybridization [J]. Nature Methods, 2007, 4(11): 903-905.

[12] Hodges E, Xuan Z, Balija V, et al. Genome-wide *in situ* exon capture for selective resequencing [J]. Nature Genetics, 2007, 39(12): 1522.

[13] Slamon D J, Leyland-Jones B, Shak S, et al. Use of chemotherapy plus a monoclonal antibody against HER2 for metastatic breast cancer that overexpresses HER2 [J]. The New England Journal of Medicine, 2001, 344(11): 783-792.

[14] Druker B J, Talpaz M, Resta D J, et al. Efficacy and safety of a specific inhibitor of the BCR-ABL tyrosine kinase in chronic myeloid leukemia [J]. The New England Journal of Medicine, 2001, 344(14): 1031-1037.

[15] Mok T S, Wu Y L, Thongprasert S, et al. Gefitinib or carboplatin-paclitaxel in pulmonary adenocarcinoma [J]. The New England Journal of Medicine, 2009, 361(10): 947-957.

[16] Kwak E L, Bang Y J, Camidge D R, et al. Anaplastic lymphoma kinase inhibition in non-small-cell lung cancer [J]. The New England Journal of Medicine, 2010, 363(18): 1693-1703.

[17] Shaw A T, Ou S H I, Bang Y J, et al. Crizotinib in ROS1-rearranged non-small-cell lung cancer [J]. The New England Journal of Medicine, 2014, 371(21): 1963-1971.

[18] Chapman P B, Hauschild A, Robert C, et al. Improved survival with vemurafenib in melanoma with BRAF V600E mutation [J]. The New England Journal of Medicine, 2011, 364(26): 2507-2516.

[19] Larkin J, Ascierto P A, Dréno B, et al. Combined vemurafenib and cobimetinib in

BRAF-mutated melanoma [J]. The New England Journal of Medicine, 2014, 371(20): 1867-1876.

[20] Robert C, Karaszewska B, Schachter J, et al. Improved overall survival in melanoma with combined dabrafenib and trametinib [J]. The New England Journal of Medicine, 2015, 372(1): 30-39.

[21] De Roock W, Claes B, Bernasconi D, et al. Effects of KRAS, BRAF, NRAS, and PIK3CA mutations on the efficacy of cetuximab plus chemotherapy in chemotherapy-refractory metastatic colorectal cancer: a retrospective consortium analysis [J]. The Lancet Oncology, 2010, 11(8): 753-762.

[22] Garraway L A, Jänne P A. Circumventing cancer drug resistance in the era of personalized medicine [J]. Cancer Discovery, 2012, 2(3): 214-226.

[23] Saglio G, Kim D W, Issaragrisil S, et al. Nilotinib versus imatinib for newly diagnosed chronic myeloid leukemia [J]. The New England Journal of Medicine, 2010, 362(24): 2251-2259.

[24] Cortes J E, Kantarjian H, Shah N P, et al. Ponatinib in refractory Philadelphia chromosome-positive leukemias [J]. The New England Journal of Medicine, 2012, 367(22): 2075-2088.

[25] Jänne P A, Yang J C H, Kim D W, et al. AZD9291 in EGFR inhibitor-resistant non-small-cell lung cancer [J]. The New England Journal of Medicine, 2015, 372(18): 1689-1699.

[26] Toy W, Shen Y, Won H, et al. ESR1 ligand-binding domain mutations in hormone-resistant breast cancer [J]. Nature Genetics, 2013, 45(12): 1439.

[27] Robinson D R, Wu Y M, Vats P, et al. Activating ESR1 mutations in hormone-resistant metastatic breast cancer [J]. Nature Genetics, 2013, 45(12): 1446.

[28] Wagle N, Emery C, Berger M F, et al. Dissecting therapeutic resistance to RAF inhibition in melanoma by tumor genomic profiling [J]. Journal of Clinical Oncology, 2011, 29(22): 3085.

[29] Shi H, Hugo W, Kong X, et al. Acquired resistance and clonal evolution in melanoma during BRAF inhibitor therapy [J]. Cancer Discovery, 2014, 4(1): 80-93.

[30] Juric D, Castel P, Griffith M, et al. Convergent loss of PTEN leads to clinical resistance to a PI(3)Kα inhibitor [J]. Nature, 2015, 518(7538): 240-244.

[31] Alexandrov L B, Nik-Zainal S, Wedge D C, et al. Signatures of mutational processes in human cancer [J]. Nature, 2013, 500(7463): 415-421.

[32] Hause R J, Pritchard C C, Shendure J, et al. Classification and characterization of microsatellite instability across 18 cancer types [J]. Nature Medicine, 2016, 22(11): 1342.

[33] Snyder A, Makarov V, Merghoub T, et al. Genetic basis for clinical response to CTLA-4 blockade in melanoma [J]. The New England Journal of Medicine, 2014, 371(23): 2189-2199.

[34] Rizvi N A, Hellmann M D, Snyder A, et al. Mutational landscape determines sensitivity to PD-1 blockade in non-small cell lung cancer [J]. Science, 2015, 348(6230): 124-128.

[35] Le D T, Uram J N, Wang H, et al. PD-1 blockade in tumors with mismatch-repair deficiency [J]. The New England Journal of Medicine, 2015, 372(26): 2509-2520.

[36] Le D T, Durham J N, Smith K N, et al. Mismatch repair deficiency predicts response of solid tumors to PD-1 blockade [J]. Science, 2017, 357(6349): 409-413.

[37] Bryant H E, Schultz N, Thomas H D, et al. Specific killing of BRCA2-deficient tumours with inhibitors of poly (ADP-ribose) polymerase [J]. Nature, 2005, 434 (7035): 913-917.

[38] Robson M, Im S-A, Senkus E, et al. Olaparib for metastatic breast cancer in patients with a germline BRCA mutation [J]. The New England Journal of Medicine, 2017, 377 (6): 523-533.

[39] Segal N H, Parsons D W, Peggs K S, et al. Epitope landscape in breast and colorectal cancer [J]. Cancer Research, 2008, 68 (3): 889-892.

[40] Mardis E R. DNA sequencing technologies: 2006-2016 [J]. Nature Protocols, 2017, 12 (2): 213.

[41] Lundegaard C, Lamberth K, Harndahl M, et al. NetMHC-3.0: accurate web accessible predictions of human, mouse and monkey MHC class I affinities for peptides of length 8-11 [J]. Nucleic Acids Research, 2008, 36 (Web Server issue): W509-W512.

[42] Rasmussen M, Fenoy E, Harndahl M, et al. Pan-specific prediction of peptide-MHC class I complex stability, a correlate of T cell immunogenicity [J]. The Journal of Immunology, 2016, 197 (4): 1517-1524.

[43] Shukla S A, Rooney M S, Rajasagi M, et al. Comprehensive analysis of cancer-associated somatic mutations in class I HLA genes [J]. Nature Biotechnology, 2015, 33 (11): 1152.

[44] Szolek A, Schubert B, Mohr C, et al. OptiType: precision HLA typing from next-generation sequencing data [J]. Bioinformatics, 2014, 30 (23): 3310-3316.

[45] Carreno B M, Magrini V, Becker-Hapak M, et al. A dendritic cell vaccine increases the breadth and diversity of melanoma neoantigen-specific T cells [J]. Science, 2015, 348 (6236): 803-808.

[46] Snyder A, Nathanson T, Funt S A, et al. Contribution of systemic and somatic factors to clinical response and resistance to PD-L1 blockade in urothelial cancer: an exploratory multi-omic analysis [J]. PLoS Medicine, 2017, 14 (5): e1002309.

[47] Diggs L P, Hsueh E C. Utility of PD-L1 immunohistochemistry assays for predicting PD-1/PD-L1 inhibitor response [J]. Biomarker Research, 2017, 5 (1): 12.

[48] Ott P A, Hu Z, Keskin D B, et al. An immunogenic personal neoantigen vaccine for patients with melanoma [J]. Nature, 2017, 547 (7662): 217-221.

[49] Sahin U, Derhovanessian E, Miller M, et al. Personalized RNA mutanome vaccines mobilize poly-specific therapeutic immunity against cancer [J]. Nature, 2017, 547 (7662): 222-226.

[50] Diehl F, Schmidt K, Choti M A, et al. Circulating mutant DNA to assess tumor dynamics [J]. Nature Medicine, 2008, 14 (9): 985.

[51] Alix-Panabières C, Pantel K. Clinical applications of circulating tumor cells and circulating tumor DNA as liquid biopsy [J]. Cancer Discovery, 2016, 6 (5): 479-491.

[52] Tie J, Wang Y X, Tomasetti C, et al. Circulating tumor DNA analysis detects minimal residual disease and predicts recurrence in patients with stage II colon cancer [J]. Science Translational Medicine, 2016, 8 (346): 346ra92.

[53] Bettegowda C, Sausen M, Leary R J, et al. Detection of circulating tumor DNA in early-and late-stage human malignancies [J]. Science Translational Medicine, 2014, 6 (224): 224ra24.

[54] Chaudhuri A A, Chabon J J, Lovejoy A F, et al. Early detection of molecular residual disease in localized lung cancer by circulating tumor DNA profiling [J]. Cancer Discovery, 2017, 7 (12): 1394-1403.

[55] Bianchi D W, Chudova D, Sehnert A J, et al. Noninvasive prenatal testing and incidental detection of occult maternal malignancies [J]. JAMA, 2015, 314(2): 162-169.

[56] Buniello A, MacArthur J A L, Cerezo M, et al. The NHGRI-EBI GWAS Catalog of published genome-wide association studies, targeted arrays and summary statistics 2019 [J]. Nucleic Acids Research, 2019, 47(D1): D1005-D1012.

[57] Leslie E J, Mansilla M A, Biggs L C, et al. Expression and mutation analyses implicate ARHGAP29 as the etiologic gene for the cleft lip with or without cleft palate locus identified by genome-wide association on chromosome 1p22 [J]. Birth Defects Research Part A, Clinical and Molecular Teratology, 2012, 94(11): 934-942.

[58] Fu W, D O'Connor T, Akey J M. Genetic architecture of quantitative traits and complex diseases [J]. Current Opinion in Genetics & Development, 2013, 23(6): 678-683.

[59] Morrison A C, Voorman A, Johnson A D, et al. Whole-genome sequence-based analysis of high-density lipoprotein cholesterol [J]. Nature Genetics, 2013, 45(8): 899.

[60] Ratnapriya R, Zhan X, Fariss R N, et al. Rare and common variants in extracellular matrix gene Fibrillin $_2$ (FBN$_2$) are associated with macular degeneration [J]. Human Molecular Genetics, 2014, 23(21): 5827-5837.

[61] Surakka I, Horikoshi M, Mägi R, et al. The impact of low-frequency and rare variants on lipid levels [J]. Nature Genetics, 2015, 47(6): 589.

[62] Meynert A M, Ansari M, FitzPatrick D R, et al. Variant detection sensitivity and biases in whole genome and exome sequencing [J]. BMC Bioinformatics, 2014, 15(1): 247.

[63] Pena L D, Jiang Y H, Schoch K, et al. Looking beyond the exome: a phenotype-first approach to molecular diagnostic resolution in rare and undiagnosed diseases [J]. Genetics in Medicine, 2018, 20(4): 464-469.

[64] Ramoni R B, Mulvihill J J, Adams D R, et al. The undiagnosed diseases network: accelerating discovery about health and disease [J]. The American Journal of Human Genetics, 2017, 100(2): 185-192.

[65] Acuna-Hidalgo R, Veltman J A, Hoischen A. New insights into the generation and role of *de novo* mutations in health and disease [J]. Genome Biology, 2016, 17(1): 241.

[66] Richards S, Aziz N, Bale S, et al. Standards and guidelines for the interpretation of sequence variants: a joint consensus recommendation of the American College of Medical Genetics and Genomics and the Association for Molecular Pathology [J]. Genetics in Medicine, 2015, 17(5): 405-424.

[67] Kalia S S, Adelman K, Bale S J, et al. Recommendations for reporting of secondary findings in clinical exome and genome sequencing, 2016 update (ACMG SF v2. 0): a policy statement of the American College of Medical Genetics and Genomics [J]. Genetics in Medicine, 2017, 19(2): 249-255.

3

转录组学与精准医疗

随着测序技术的发展及人类和其他物种基因组测序的完成，多种组学如转录组学、表观遗传组学、蛋白质组学竞相出现，在这些研究手段中，转录组学具有较简易的实验技术、成熟的数据分析模式及能反映核酸与蛋白质之间紧密的联系等优点，因此较其他技术率先发展并得到广泛的应用。

转录组主要是指一个细胞内或者某一种细胞类群中所有 RNA 分子的总和。转录组可以分为狭义转录组和广义转录组两种，前者是指直接参与翻译蛋白质的 mRNA 总和，后者指所有参与基因转录和加工的 RNA 分子，包括编码 RNA 和非编码 RNA。

3.1 转录组学研究基础

从 19 世纪末发现了核酸并命名为核素后的半个多世纪，核酸并没有得到重视，直到 20 世纪初，科学家们已经确定自然界中有 DNA 和 RNA 两种核酸，并阐明了核苷酸的构成，而且随着 DNA 双螺旋结构的发现，弗朗西斯·克里克在"分子生物学中心法则"中指出 RNA 在遗传信息传递到蛋白质中起着中介作用，并提出了"受体"假说，即每种氨基酸都有自己独特的"受体"，"受体"可以通过与 RNA 模板链碱基互补结合将氨基酸携带至特定的位置。1961 年 Jacob 和 Monod 将由编码蛋白质的基因经转录产生的短暂存在的 RNA 命名为信使 RNA，即 mRNA，随后"受体"RNA 即转运 RNA（tRNA）和参与蛋白质合成的核糖体

RNA（rRNA）也相继被发现。并且随着研究的深入，研究人员发现典型的真核生物基因是由蛋白质编码序列和非编码序列，即外显子（exon）和内含子（intron）构成的，而且蛋白质编码序列（外显子）被非编码序列（内含子）隔断。在转录时，外显子和内含子全部转录为 RNA 即前体 RNA（pre-RNA），在剪接过程中内含子被剪除并降解，而外显子则重新连接成 mRNA，这一过程被称为可变剪接（alternative splicing）。外显子、内含子和可变剪接的发现改变了人们对基因结构的认识。另外，RNA 除了可以作为基因到蛋白质的中介，也可以起到催化的作用，因此 1982 年 Kruger 提出了"核酶"（ribozyme）的概念，这一概念指出 RNA 可以同时作为遗传物质和生物催化剂。

RNA 根据其产物的不同可以分为编码 RNA（mRNA）和非编码 RNA（ncRNA）两大类。编码 RNA，即可以通过 tRNA 指导蛋白质的合成，而非编码 RNA 则指所有不翻译成功能蛋白的 RNA。ncRNA 根据其功能的不同，又可以分为非编码持家 RNA（house-keeping ncRNA）和非编码调控 RNA（regulation ncRNA）。非编码持家 RNA 主要与结构和催化相关，如参与基因翻译的 tRNA 和 rRNA、与 mRNA 剪接相关的核小 RNA、参与 rRNA 剪接的核仁小 RNA 及参与 RNA 编辑的向导 RNA 等。非编码调控 RNA 可以在大量的生物过程中起调控作用，根据其长度的不同又可以分为非编码小 RNA（small ncRNA）和非编码长 RNA（long ncRNA，lncRNA）。

非编码小 RNA 的长度一般为 17～35 个核苷酸（nt），包括微 RNA（microRNA，miRNA）、干扰小 RNA（siRNA）和 Piwi 相互作用 RNA（Piwi-interacting RNA，piRNA）。microRNA 长度一般为 21～25nt，是一种内源单链的小 RNA 分子，通常由基因间区或者基因内含子转录而来，它可以通过碱基互补配对调节靶基因转录后的表达或者翻译，参与各种生理过程，如发育周期、细胞增殖分化、各种新陈代谢、肿瘤发生等。siRNA 是一类由 Dicer（RNA 酶Ⅲ家族）加工而成的长度一般为 21～22nt 的非编码小 RNA 分子，它可以通过与 AGO2 蛋白形成复合物而作用于目的基因，可以沉默与之互补的 mRNA，通过 RNA 干扰功能，siRNA 可以调节转座子，维持异染色质的 DNA 结构，防御 RNA 病毒的侵染等。piRNA 是一类长度在 26～31nt 的单链非编码小 RNA，一般成簇分布在基因间区，piRNA 主要在哺乳动物的生殖细胞和干细胞中表达，具有很强的组织特异性。piRNA 可以通过与 Piwi 蛋白结合形成 piRNA 复合物来调控基因的表达，主要参与配子的发育过程。

lncRNA 一般是指长度大于 200nt 的非编码 RNA，根据其在基因组位置的不同，lncRNA 又可以分为正义链 RNA（sense RNA）、反义链 RNA（antisense RNA）、基因间区 RNA（intergenic RNA）、内含子区 RNA（intronic RNA）。近年来的研究表明 lncRNA 在细胞生长、凋亡和发育及代谢等方面中起重要的作用，lncRNA 既可以参与表观修饰、可变剪接、入核转运等过程，也能作为细胞微结构元件、小 RNA 前体等发挥作用，lncRNA 的转录和功能失调还参与了多种癌症的发生和发展。

RNA 不仅仅是遗传信息中间载体，还更多地承担了各种调控功能。一系列的研究表明 microRNA、piRNA 等非编码小 RNA 在细胞的正常活动中具有重要的调控作用，甚至在一些人类复杂疾病中也发挥重要功能。lncRNA 在发育和基因表达中发挥的复杂精确的调控功能极大限度地解释了基因组的复杂性，同时也使人们从基因表达调控网络的维度来认识生命体的复杂性，但是现阶段人们对 lncRNA 的认识还处在初级阶段，lncRNA 起初被认为是基因组转录的"噪声"，是 RNA 聚合酶 II 转录的副产物，不具有生物学功能。然而，越来越多的研究证实了 lncRNA 在生命活动中的重要作用。哺乳动物基因组序列中 4%～9% 的序列产生的转录本是 lncRNA（相应的编码 RNA 的比例是 1%）。非编码 RNA 调控是现阶段生命科学领域研究的重点，它帮助人们提高对基因组"暗物质"的认识。

3.2　转录组学研究方法

3.2.1　基因芯片技术

基因芯片又称为 DNA 芯片、DNA 微阵列和生物芯片，是早期基于杂交技术获得和分析转录组数据的主要方法。芯片技术是将大量的寡核苷酸或者 DNA 排列在硅片等固相支持物上作为探针，将提取的 mRNA 经过扩增和荧光标记后与上述探针进行杂交，在激光的激发下根据不同反应表现的荧光信号不同得出基因表达的信息。芯片技术具有实时性、较高的灵敏度及准确度等优点，因此快速发展并商品化，并被广泛应用于表达谱分析、不同基因型细胞的表型分析及其基因诊断、药物设计等领域。

基因芯片的基本原理是基于杂交技术，将已知核酸序列作为探针与互补的靶核苷酸序列杂交，通过信号检测进行定性和定量分析。主要过程：首先从实验样本中获得核苷酸序列，接着进行一定量的 PCR 扩增，并进行荧光标记、生物素标记或放射性同位素标记，现在主要使用荧光标记方法，即将 PCR 反应液中 dNTP 进行荧光标记，则 PCR 扩增反应后，新生成的核酸片段就含有了荧光分子。然后经过提取纯化后的扩增产物与基因芯片上的探针进行杂交，携带荧光标记的片段与探针结合在芯片特定的位置上，在激光激发下，含有荧光分子的核酸片段发射荧光。样品与探针完全配对的杂交分子产生较强的荧光信号，不完全杂交的分子具有较弱的荧光信号，不能杂交的分子则检测不到荧光信号。最后使用荧光共聚焦显微镜、激光扫描仪或者落射显微镜检测杂交反应后的芯片，并使用计算机记录并进行分析。

在 20 世纪末，基因芯片技术与早期的检测方法相比，具有方便、快捷、准确等特点，尤其是在获取细胞内基因的表达谱信息层面具有很大的优势，因此得到了大量应用，但是基因芯片技术仍有其难以克服的缺点，如探针的合成与固定非常复杂，并且难以形成高密度的探针阵列；另外目标分子与探针的杂交也存在一些问题，主要体现为杂交发生在固相表面的空间阻碍作用，探针分子的 GC 含量、长度及浓度等也都会对杂交产生一定的影响，因此发展到现在其逐渐被高通量测序技术所替代。

3.2.2　第一代测序技术在转录组研究中的应用

第一代测序技术包含很多种，如 Sanger 提出的双脱氧链终止法、化学降解法等，鉴于实验的难易程度等问题，双脱氧链终止法在转录组中广泛应用。双脱氧链终止法主要是依赖 2′, 3′-双脱氧核苷三磷酸（ddNTP）在 DNA 链复制延伸过程中的终止作用。其主要原理是在测序反应中添加 4 种与脱氧核苷三磷酸（dNTP）不同的 ddNTP，反应后的片段末端是带有荧光标记的碱基，在进行电泳后根据长度的不同读取碱基序列。

在第一代测序技术的基础上主要有三种转录组分析技术，分别是 EST 技术、SAGE 技术和 MPSS 技术。

EST 技术，全称为表达序列标签（expressed sequence tag）技术，广泛应用于基因表达谱研究、基因图谱构建、可变剪接识别、基因识别等领域。其主要原理是利用 mRNA 的 3′端携带有 20～200bp 的 poly(A)尾，使用 oligo(dT)或者随机引物作为反转录引物，在反转录酶的作用下生成 cDNA，并进一步选择合适的载体构建 cDNA 文库，然后在 cDNA 文库中随机挑选文库进行测序，一般测序长度为 240～480bp 的 EST 序列，并使用生物信息学方法及软件对所得到的 EST 序列数据进行注释和分析，以描述某一特定环境下组织中各基因的表达水平。

EST 技术出现在人类基因组计划前，最早是于 1983 年使用 EST 技术对肝脏的 cDNA 文库进行了随机测序，并证实了其真实可靠性，随后 EST 技术在人类基因组计划中得到广泛应用。随着研究的深入，EST 数据越来越多，科学家们建立了专门的 EST 数据库，后将其并入 GenBank 中，作为其中一个子数据库。后来 EST 技术在各种动植物中广泛应用，在各个领域中都起到了重要的作用。

基因表达系列分析（serial analysis of gene expression，SAGE）技术，是由 Velculescu 于 1995 年提出的进行基因表达分析的技术，可以在整体水平对细胞或组织中成千上万种转录本同时进行定量分析。其主要理论是通过将限制性酶切得到的短 cDNA（10～14bp）进行 PCR 扩增和连接，并对连接体进行测序以获得各个基因的表达水平，短 cDNA 的出现频率代表了基因的表达程度。SAGE 技术广泛应用于定量正常与疾病状态下组织细胞特异基因的表达变化、研究基因的表达调控机制和寻找新基因等方面，并且 SAGE 可以同时最大限度地收集基因表达信息，利用基因的表达信息与基因组图谱联合构建染色体表达图（chromosomal expression map），利用此图谱可以将基因表达与物理结构联系起来，更利于基因表达模式的研究。

大规模平行标签测序（massively parallel signature sequencing，MPSS）技术是由 Brenner 于 2000 年建立的大规模平行测序技术。MPSS 通过标签库的建立、微珠与标签的连接、酶切连接反应和生物信息分析等步骤，获得基因表达序列。由于其使用序列标签代表与之对应的基因，可以在更大限度上获得不同基因的表达水平。MPSS 具有高特异度、高灵敏度等特点，并且其不需要预先知道该基因的相关信息，可以应用于任何生物体的基因表达检测。

3.2.3　第二代测序技术在转录组研究中的应用

第二代测序技术又称为下一代测序技术，具有通量高、价格低等特点，因此一经推出就广泛应用于转录组研究中。第二代测序技术共有三个平台，分别为 Roche/454 平台、ABI/Solid 平台和 Illumina/Solexa 平台，三种平台都是经过克隆扩增来加强测序过程中的荧光信号强度以便于检测，现在广泛应用的是 Illumina

公司的 Solexa 平台，这里主要以此平台为例来介绍基于第二代测序技术的转录组研究技术。

Solexa 测序平台问世于 2006 年，其主要过程如下：①利用物理方法将 DNA 片段打断成小片段，并在两端连接上测序接头，经 PCR 扩增构建单链 DNA 文库；②将 DNA 文库流过固定有接头的流动池，由于接头的相互配对，DNA 分子被固定在流动槽上，并经过反复扩增，形成基因簇；③通过加入 DNA 合成酶、接头引物和 4 种荧光标记的 dNTP 分子，边合成边测序得到 DNA 的碱基序列。

在 Solexa 测序平台上发展出了一系列转录组研究技术，包括 RNA-seq 技术、microRNA-seq 技术、CAGE-seq 技术及单细胞测序技术等。

这几种测序技术的测序过程相同，都是将反转录形成的 cDNA 构建文库进行上机测序，但是在研究对象、研究目的及前期处理的过程中有所不同。

（1）RNA-seq 技术

基于第二代测序平台的 RNA-seq 技术是早期 EST 文库的进一步发展，相比于 EST 文库，它可以在全基因组水平研究基因的表达差异，并且除了分析基因的表达水平，RNA-seq 还能发现新的转录本、SNP、剪接变体和等位基因的特异表达。RNA-seq 的动态更广、假阳性更低，也就是说 RNA-seq 的数据具有高重复性。

RNA-seq 构建文库的基本步骤：首先提取组织的总 RNA，组织中总 RNA 大约有 95%是 rRNA，2%～3%是 mRNA，还有 2%～3%的 lncRNA、tRNA 和 microRNA 等，由于 rRNA 水平在物种内是极其保守的，它的表达水平并不能为我们提供有效的信息，因此在构建 RNA-seq 文库时首先去掉 rRNA。现在最常用的 RNA-seq 建库方法是 Illumina 公司的 TruseqRNA 方法，其主要原理是利用高等生物的 mRNA 都有 Poly(A)尾这个特点，将带有 Poly(T)探针的磁珠与总 RNA 杂交，回收带有 Poly(A)的 RNA，然后将这些 RNA 从磁珠中洗脱下来，接下来使用镁离子溶液进行处理，镁离子溶液会将 RNA 打断，再使用随机引物将这些被打断的 mRNA 进行反转录，并加上测序接头进行测序。

（2）microRNA-seq 技术

microRNA 的长度一般在 21～25bp，并且在总 RNA 中含量比较小，所以一般需要使用凝胶电泳后，针对特定大小片段的区域进行切胶回收。在进行凝胶回收后的 RNA 片段两端加上引物接头，再在 PCR 仪上进行反转录后进行切胶回收，得到的产物即可上机测序。

（3）CAGE-seq 技术

绝大多数基因都含有两个或者两个以上的转录起始位点，不同转录起始位点可能导致基因受到不同的上游非翻译区（5′UTR）的调控作用，不同的 5′UTR 区可能含有不同的作用元件，不同的转录起始位点导致了基因所响应的信号也完全不同，同一个基因受不同的启动子调控而引起表达的差异可能会导致疾病的发生。为了探索基因不同转录本的转录起始位点，日本科学家 Toshiyuki 等于 2003 年开发出帽分析基因表达（cap analysis gene expression，CAGE）测序技术。该方法主要是在 5′端加上鸟苷酸并进行甲基化修饰，再通过将所有片段去磷酸化后，将 5′端的磷酸暴露出来，并加上磷酸基团特异性接头，上机测序即可获得转录起始位点。

CAGE-seq 技术一经发明，就受到广泛的关注，并在 FANTOM 研究计划中得到广泛应用。但是早期的 CAGE-seq 技术需要的起始总 RNA 高达 50μg，限制了一些样品量有限的材料的使用，因此 Hayashizaki 等又开发出一种小规模的 CAGE 测序技术，即 nanoCAGE，最低可以捕获 10ng 总 RNA 的转录本。

（4）单细胞测序技术

过去的 10 多年里，高通量测序技术被广泛应用在生物和医学的各个领域，其中转录组测序被广泛应用在测定和描述多种物种及多种组织的基因表达情况，但是传统的转录组测序技术（bulk RNA-seq）基于细胞群体，测定成千上万个细胞中基因表达的平均水平，掩盖了细胞之间的表达异质性，为了克服此类问题，单细胞转录组测序（single-cell RNA-seq，scRNA-seq）应运而生，从而使得在单细胞水平揭示全基因组基因的表达水平、揭示细胞间表达异质性成为可能。

单细胞转录组技术已经被广泛应用在各类物种的不同组织和细胞系中，自 2009 年由汤富酬等开发出第一个单细胞转录组测序技术后，目前已经有几十种单细胞转录组测序技术出现，现在被广泛应用的是 10×Genomics Chromium 平台。10×Genomics Chromium™ 的核心技术是微流体"双十字"交叉系统形成的 GEM（gel bead-in-emulsion），即油滴包裹的含有独特 barcode 标记信息和 UMI 序列标签的凝胶珠与细胞、酶的混合物。GEM 流到储液器中被收集，凝胶液珠溶解释放 barcode 序列，对样本进行标记，并实时进行反转录反应，生成带有 UMI 标签的 cDNA，再将所有 cDNA 序列混合构建标准的测序文库。

该技术具有以下优点：①一次测序检测 8 个样本，一个样品可进行 1000～10 000 个细胞的转录组分析；②实验周期短，10 分钟即可完成上万细胞的封装；③适用于绝大部分的细胞类型；④相较于其他平台，成本较低。

10×Genomics Chromium™ 被广泛应用于细胞群体划分与群体间表达基因差异检测，包括肿瘤细胞异质性检测、构建细胞转录图谱、描述干细胞发育及分化、免疫细胞群研究和神经系统发育研究等。具体来说，它可以在单细胞转录定量的基础上完成对细胞亚群的分类，以及对不同亚群细胞间差异表达基因的筛选等。

3.3 转录组学常用数据库

3.3.1 基因本体论数据库

基因本体论（gene ontology，GO）数据库是由基因本体论联合会建立的，该数据库将全世界所有与基因有关的研究结构进行分类汇总，对不同数据库中关于基因和基因产物的生物学术语进行标准化，对基因和蛋白功能进行统一的限定和描述。

GO 主要分为三部分，分别是分子功能、细胞组分和生物过程。分子功能是指基因产物进行的分子水平活动，描述了其在分子水平发挥的功能；细胞组分是指基因产物发挥功能的细胞结构的位置，如细胞质、细胞核、线粒体等；生物过程则指基因产物参与的新陈代谢过程。总体来说，同一部分 GO 的结构可以使用图形来描述，每一个 GO 是一个节点，GO 节点之间具有松散的层次结构，并且节点之间可能具有"父子"关系，相对来说"子"节点比"父"节点更专业、划分更详细，但是不同部分 GO 之间，如分子功能与细胞组分中 GO 节点之间完全独立。

3.3.2 KEGG 数据库

KEGG（Kyoto Encyclopedia of Genes and Genomes，京都基因与基因组百科全书）是一个整合了基因组、化学和系统功能信息的数据库，旨在揭示生命现象的遗传与化学蓝图。它是由人工创建的一个知识库，是基于一种可计算的形式捕捉和组织实验得到的知识而形成的系统功能知识库。另外，KEGG 具有强大的图形功能，它利用图形来介绍众多的代谢途径及各途径之间的关系。KEGG 是一个综合数据库，大致分为基因组信息、功能信息和化学信息三大类。其中基因组信息存储在 GENES 数据库里，包括完整和部分测序的基因组序列；功能信息存储在 PATHWAY 数据库里，包括图解的细胞生化过程，如代谢、膜转运、信号传递、细胞周期，以及同系保守的子通路信息；LIGAND 数据库包括化学物质、酶分子、酶反应等信息。

另外，通过与世界上其他一些大型生物信息学数据库的连接，KEGG 可以为研究者提供更为丰富的生物学信息（LinkDB）。KEGG 提供了 Java 的图形工具来访问基因组图谱、比较基因组图谱和操作表达图谱，以及其他序列比较、图形比较和通路计算的工具；而且 KEGG 建立了 KEGG 直系同源系统[the KEGG Orthology（KO） system]，通过把分子网络的相关信息连接到基因组中发展和促进了跨物种注释流程。

3.4 转录组学与疾病

3.4.1 转录组学在出生缺陷与胚胎发育中的应用

出生缺陷是指胚胎发育过程中由遗传或环境因素所导致的形态、结构、功能、代谢、精神或者行为异常等，现在确定某些环境因素及遗传因素会增加出生缺陷发生的风险，据世界卫生组织（WHO）报道，全球范围内每年有接近 27 万新生儿死于出生缺陷，330 万儿童患有先天性畸形[1]。

转录组研究技术的出现为产前遗传、发育和环境所导致的疾病生理状态的研究开辟了一个新的思路，增加了人们对新生儿发育的认识；同时，也帮助人们从器官角度揭示了与孕龄相关的基因表达的动态变化，为正常和异常新生儿转录组的分析及产前诊断提供了新的方法。

2007 年 Kim 等[2]使用大规模平行标签测序（MPSS）的方法对鸡的胚胎性腺和原始生殖细胞转录组进行分析，建立了鸡的转录组数据库。2013 年 Sylvestre 等使用芯片技术对脊椎动物多个物种进行卵母细胞转录组分析比较，发现其相关的基因更具有保守性，并进一步指出了卵母细胞与体细胞的不同。此外，单细胞基因表达模式对理解人类胚胎发育的基因调控网络至关重要。2013 年 Yan 等[3]使用单细胞转录组测序技术得到了人类植入前胚胎发育各阶段及从胚囊中分离出的人类胚胎干细胞的基因表达谱。使用单细胞转录组测序技术测得了 2 万多个基因，其中包括 8701 种 lncRNA，这是首次在人类早期胚胎上进行的母源 lncRNA 表达分析。这些结果都表明基于转录组的技术方法可以在胚胎发育及新生儿筛查上发挥重要的作用。

3.4.2　转录组学在恶性肿瘤诊疗中的应用

癌症是一组与细胞异常生长及侵袭性和转移性相关的疾病，据 WHO 统计，每年有超过 820 万人死于癌症，占全球死亡人数的约 13%，癌症是世界上最危险的疾病之一[4]。根据 WHO 的预测，在未来的 20 年中，癌症的发病率可能会增加 70% 以上。转录组学使用高通量测序技术来研究组织或者细胞 RNA 的丰度和组成，反映了细胞类型的多样性、细胞状态和监管机制，因此转录组学在癌症生物标志物、分子分型等方面发挥了重要的作用。

在癌症的发生过程中，许多基因都会发生突变并出现功能紊乱，而越来越多的研究也发现这些发生突变的基因或可作为癌症的诊断标记，或其相关靶向治疗得到进一步开发，可帮助癌症的临床诊断和治疗。转录组由"传统"的 RNA（mRNA、tRNA 和 rRNA 等）和非编码但具有调节功能的 RNA（miRNA 和 lncRNA 等）组成，因此可以鉴定一些非常规的生物标志物，如非编码 RNA 和融合基因。卵巢癌和乳腺癌中大约有 50% 的基因剪接事件发生了改变[5]。Pflueger 等[6]使用了 25 个人类前列腺癌组织样本的 RNA-seq 数据，鉴定了 7 种与前列腺癌有关的新型基因融合，包括 TMPRSS2-ERG。TMPRSS2-ERG 基因融合存在于 50%～90% 的人类前列腺癌中，并已被确定为与疾病侵袭有关的早期分子标志物[7]。 Ren 等[8]使用来自中国人群的 RNA-seq 数据，确定了 14 种原发性前列腺肿瘤中的复发性基因融合。尽管他们发现 TMPRSS2-ERG 融合发生的频率非常低，但他们鉴定了在中国人群中经常发生的新型基因融合 CTAGE5-KHDRBS3 和 USP9Y-TTTY。这些结果都表明 RNA-seq 可以作为癌症生物标志物鉴定的有效工具。Kaczkowski 等[9]利用转录组技术分析方法对 225 种不同癌细胞系及与其相对应的 339 个原代细胞样本进行了基因表达分析，发现了一些在多种癌症类型中反复出现失调的转录本，同时研究人员又对 TCGA 和 FANTOM5 数据集中 4055 个肿瘤组织和 563 个健康组织的 RNA-seq 数据进行对比，最终发现了具有临床治疗诊断价值的一组核心转录本。除此之外，该研究还发现了一些在癌症中出现上调的增强子 RNA 及与癌症中经常出现上调的一些重复元件（特别是 SINE/Alu 和 LTR/ERV1 元件）发生部分重叠的启动子[9]。这些新发现的基因突变或可作为潜在生物标志物在癌症的临床诊断和靶向治疗过程中发挥重要的作用。

基因表达签名可用于将癌症分类为具有临床相关性的分子亚群。例如，早期使用微阵列技术对 B 细胞淋巴瘤进行转录组分析，并进一步将其分类为活化 B 细胞（ABC）和生发中心 B 细胞（GCB）亚型。与 GCB 相比，ABC 淋巴瘤的预后较差[10, 11]。Perou 等在乳腺癌的另一项重要研究中，对原发性乳腺癌样本进行了转录组分析，并将该疾病分为具有生物学和临床意义的五个分子亚类，因此 RNA-seq 在研究癌症分子分型上具有极大的潜力[12, 13]。白血病是一种造血系统的恶性肿瘤，俗称"血癌"，是最常见的恶性肿瘤之一。白血病按细胞分化程度可分为急性和慢性两大类。根据受累的细胞类型，又可以分为粒细胞白血病、单核细胞白血病、淋巴细胞白血病等。其中慢性粒细胞白血病（CML）占 13%，急性粒细胞白血病（AML）占 28%，慢性淋巴细胞白血病（CLL）占 30%，急性淋巴细胞白血病（ALL）占 13%，剩余为其他不典型病例。CLL 起病缓慢，其中一些免疫功能不全的淋巴细胞发生了恶性增生。CLL 在欧美白种人中比较常见，患者的发病年龄大多在 50 岁以上，30 岁以下的患者很少见。CLL 的临床和生物学表现差异很大。全基因组测序或全外显子组测序可以为人们揭示 CLL 中的主要突变[14, 15]，而 RNA 测序能为人们展示 CLL 的转录谱。研究人员对 98 名患者的白血病细胞和健康 B 淋巴细胞进行了深度 RNA 测序，发现与正常 B 细胞比较，CLL 细胞有数千个基因座发生了差异性的表达，其中包括蛋白编码基因、非编码 RNA 和假基因。转座元件在 CLL 中全面摆脱了细胞对它们的束缚。此外，有 2000 个基因表现出 CLL 特异性的剪切模式。研究显示，CLL 中涉及代谢通路的基因得到了更高水平的表达，而剪切体、蛋白酶体和核糖体相关基因明显下调。在此基础上研究人员将 CLL 患者分为两个亚类，一组在较长时间之内不需要治疗，而另一组则需要迅速进行治疗。进一步分析显示，这两组患者之间的差异源于淋巴结微环境中 B 细胞受体的激活差异[16]。

以往的细胞群体 RNA 分析掩盖了单细胞的异质性，而单细胞 RNA 测序（scRNA-seq）能够揭示转录异质性，有助于发现新的细胞类型及深入了解发育过程中的调控网络。然而，以往的 scRNA-seq 方法在通量或扩展性方面存在不足。于是，10×Genomics 等团队利用基于微流控液滴的方法，让单细胞转录组学得以加速应用[17, 18]。他们使用了一种微流体平台，这个平台基于 GemCode 技术，将带有条形码、索引分子、引物等的凝胶珠与单细胞混合。每个液滴内开展反转录反应，以产生测序所用的带有条形码的 cDNA。这种细胞封装大约有 50% 的捕获效率，可在 6 分钟内发生。它能够分析来自 29 个不同样品的 250 000 个单细胞，并根据单核苷酸变异（SNV）来区分单个细胞。Fred Hutch 癌症研究中心的研究人员利用这种方法来分析两名 AML 患者在接受造血干细胞移植前后的样本[19]。他们分析了大约 17 000 个骨髓单核细胞样本。在治疗前，这些样本的独特分子标识符是健康细胞的 3～5 倍。研究人员指出，这可能反映了白血病细胞的异常转录程序。研究人员指出其中一名患者移植后的样本中存在两种基因型，一种占13.8%，另一种占 86.2%，这反映了宿主和供体的基因型。不过，他们在另外一名患者中未检测到宿主的基因型。这两个结果都经过了临床嵌合体实验的验证。根据 SNV 分析，研究人员还比较了这些样本的细胞亚群。对于第一名患者，他们发现移植前红细胞水平高，这反映了患者的红白血病诊断；而移植后未成熟的红细胞水平高，与患者疾病的复发是一致的。

3.4.3　转录组学在心血管疾病中的应用

心血管疾病已然成为人类社会的一大困扰，给患者和家人带来了巨大的身心痛苦和经济压力。对基因组结构和变异的日益了解催生了技术的发展，这些技术使研究人员能够同时研究数千种基因、转录本和蛋白质[20]。这将生物医学科学的范围从检验单个基因功能（还原论方法）扩展到研究许多或所有基因在体内稳态和疾病中的功能。同时，"组学"方法已经开始转变为临床医生处理风险评估、诊断、预后和治疗等基本临床任务的方式。例如，现已充分确定的是，DNA 序列的遗传变异会影响常见心血管疾病的发病风险[21]。因此，基于基因组测序的个性化的临床诊疗方法更加有效。同样，无偏见的"组学"方法揭示了许多新的生物标志物，它们可能改善心血管疾病的评估和治疗。近些年来，基于 RNA 的转录组学技术在心血管疾病诊治方面的应用引起了越来越多的关注，并且取得了可观的研究成果。

动脉粥样硬化是炎症细胞、基质细胞、细胞因子及相关酶类相互作用下的慢性炎症性疾病，表现为局部脂质代谢紊乱、胞外基质的积聚及体内平衡的破坏，最终导致斑块破裂、血管狭窄甚至堵塞。Welten 等[22]的综述中阐述了多种 miRNA在动脉粥样硬化中的调控作用，其中，作用最显著的 miRNA 有 miR-126、miR-155、miRNA17-92 基因簇，以及 miR-23/24/27、miR-143/145；同时，miR-126-3p 和miR-145-5p 的水平与纤维帽的厚度成比例。Zou 等[23]研究发现，miR-126 的两种同源体 miR-126a 和 miR-126b 共同调控血管内皮完整性，同时，miR-126 也影响血管炎症调控。Harris 等[24]的研究证实，miR-126 的表达与血管内皮黏附分子-1（vascular cell adhesion molecule-1，VCAM-1）的表达呈负相关，miR-126 与 VCAM-1 mRNA 3′UTR 结合，从而抑制单核细胞向内皮层黏附迁移，具有抗动脉粥样硬化的作用。另外，2008 年，两个团队发现 miRNA 同样存在于血液循环中，包括血浆、血小板、红细胞及其他有核血细胞中[25, 26]。血浆中的 miRNA 即使在高温、高 pH、低 pH、长时间室温存放及多次冻融处理的环境中依然稳定存在。专家们针对 miRNA 的稳定性也进行了相关研究，miRNA 在外循环中被包装成微小颗粒（如外泌体、微泡、凋亡小体）与 RNA 结合蛋白（如 Argonaute2）结合或组装成脂蛋白复合体（如高密度脂蛋白），以防止 miRNA 本身的降解。大量研究发现，miRNA-208 仅存在于心肌细胞中，外循环中该指标的存在预示着某些病理性疾病的发生，其可作为心肌损伤的标志物。有研究针对大鼠心肌梗死模型及心肌梗死患者血浆中 miRNA 对急性心肌梗死的预测作用，通过受试者工作特征曲线分析发现 miRNA-208a 对早期诊断急性心肌梗死具有很高的敏感度和特异度，可作为有价值的早期临床诊断心肌梗死的生物标志物[26, 27]。

lncRNA 也是重要的非编码 RNA，在基因的表达调控中发挥着十分重要的作用。lncRNA H19 是最早发现的长链非编码 RNA 之一，由印迹基因编码，转录本约 3kb，存在于细胞核和胞质中，高表达于胚胎时期和病理状态下，出生后大多数组织中表达降低。Zhang 等[28]对大鼠缺血心脏进行芯片分析，发现有 331 个 lncRNA 和邻近基因有表达差异，预示着 lncRNA 参与冠心病的病理生理过程，并且进一步研究发现，冠心病患者血浆中 lncRNA H19 的表达水平显著升高，可作为冠心病严重性的独立预测因素。多项研究也已证实，lncRNA H19 高表达于动脉粥样硬化斑块和损伤后的新生内膜中，但在正常的冠状动脉中鲜有表达。众多研究证明 lncRNA H19 参与肝脏、肺、肾和心脏的纤维化，并且 lncRNA H19 与 miR-675 互补性结合以调控心肌纤维化[29]。

近几年，随着生物信息学的高速发展，环状 RNA（circular RNA，circRNA）逐渐引起科研工作者的关注。Weiser-Evans 等[30]发现 circActa2 作为 miRNA 海绵体微调 α-SMA 表达，参与平滑肌分化调控，也能与核内 snRNP 或者 RNA 聚合酶 II 相互作用调节转录，此外它还能够与转录因子结合，调控经典的 RNA 剪接。在心肌修复方面，Zeng 等[31]发现，circ-Amotl1 通过与 PDK1 和 Akt 结合并促进 Akt 的磷酸化，抑制细胞凋亡，促进心肌修复。

3.4.4 转录组学在神经性疾病中的应用

神经性疾病一般是由神经细胞数量和功能逐渐丧失引起的，并导致神经系统功能障碍。神经退行性疾病发病机制很复杂，并且现在仍然不明确[32]。由于人脑难以研究，因此更多在动物模型中进行研究[33]。在"前基因组时代"，通过连锁分析，然后进行位置克隆，仅鉴定出神经退行性疾病致病基因的一小部分，对 SNP 和拷贝数变异（copy number variation，CNV）的进一步分析发现了 200 多种致病突变[34]。最近，全基因组关联分析（genome-wide association study，GWAS）解释了众多与神经退行性疾病相关的变异，与此前的研究结果重合性较高[35]。尽管 GWAS 使研究向前迈进了一大步，但其鉴定出与神经退行性疾病相关的潜在致病基因位点仅解释了少数情况，并未发现此类基因改变与神经退行性疾病发病的关系[35]。因此，转录组分析已成为在功能上将遗传变异与疾病表型联系起来的关键，如 SAGE 技术已成功应用于帕金森病和阿尔茨海默病研究[36, 37]。一些论文指出了使用 RNA-seq 分析受神经性疾病影响的脑组织转录组的巨大优势，如 Twine 等[38]首次对阿尔茨海默病患者死后的额叶和颞叶进行了转录组分析，发现了已知致病基因及以前未注释的表达区域的差异表达。

另一个不可忽视的关键因素是 ncRNA，尤其是 miRNA 的新兴驱动作用。已有文章表明它们在调节智力低下和阿尔茨海默病相关的基因表达中起到关键作用[39]，如已经证明在阿尔茨海默病小鼠模型中，miR-34a 会影响 BCL2 的表达和促进阿尔茨海默病发病的异常表达。但是，RNA-seq 技术尚不能确定差异表达是疾病的结果还是原因，得出任何结论都可能产生误导。尽管如此，正如内源竞争性 RNA 理论（ceRNA theory）所强调的那样，miRNA 导致的基因表达失调可能是人类疾病的主要病因之—[40, 41]。另外，RNA-seq 揭示了从多能干细胞过渡到早期分化神经元的过程中 lncRNA 表达发生了巨大变化[42]。这些结果都表明，RNA-seq 在神经性疾病的研究中发挥了重要的作用。

参 考 文 献

[1] Czeizel A E. Birth defects are preventable [J]. International Journal of Medical Sciences, 2005, 2(3): 91.

[2] Kim H, Park T S, Lee W K, et al. MPSS profiling of embryonic gonad and primordial germ cells in chicken [J]. Physiological Genomics, 2007, 29(3): 253-259.

[3] Yan L, Yang M, Guo H, et al. Single-cell RNA-Seq profiling of human preimplantation embryos and embryonic stem cells [J]. Nature Structural & Molecular Biology, 2013, 20 (9): 1131.

[4] Parsons H M, Harlan L C, Schmidt S, et al. Who treats adolescents and young adults with cancer? A report from the AYA HOPE Study [J]. Journal of Adolescent and Young Adult Oncology, 2015, 4 (3): 141-150.

[5] Venables J P, Klinck R, Koh C, et al. Cancer-associated regulation of alternative splicing [J]. Nature Structural & Molecular Biology, 2009, 16 (6): 670.

[6] Pflueger D, Terry S, Sboner A, et al. Discovery of non-ETS gene fusions in human prostate cancer using next-generation RNA sequencing [J]. Genome Research, 2011, 21 (1): 56-67.

[7] Tomlins S A, Laxman B, Varambally S, et al. Role of the TMPRSS$_2$-ERG gene fusion in prostate cancer [J]. Neoplasia (New York, NY), 2008, 10 (2): 177.

[8] Ren S, Peng Z, Mao J H, et al. RNA-seq analysis of prostate cancer in the Chinese population identifies recurrent gene fusions, cancer-associated long noncoding RNAs and aberrant alternative splicings [J]. Cell Research, 2012, 22 (5): 806-821.

[9] Kaczkowski B, Tanaka Y, Kawaji H, et al. Transcriptome analysis of recurrently deregulated genes across multiple cancers identifies new pan-cancer biomarkers [J]. Cancer Research, 2016, 76 (2): 216-226.

[10] Poulsen C B, Borup R, Nielsen F C, et al. Microarray-based classification of diffuse large B-cell lymphoma [J]. European Journal of Haematology, 2005, 74 (6): 453-465.

[11] Sørlie T, Perou C M, Tibshirani R, et al. Gene expression patterns of breast carcinomas distinguish tumor subclasses with clinical implications [J]. Proceedings of the National Academy of Sciences, 2001, 98 (19): 10869-10874.

[12] Perou C M, Sørlie T, Eisen M B, et al. Molecular portraits of human breast tumours [J]. Nature, 2000, 406 (6797): 747-752.

[13] Hu Z, Fan C, Oh D S, et al. The molecular portraits of breast tumors are conserved across microarray platforms [J]. BMC Genomics, 2006, 7 (1): 96.

[14] Burns A, Alsolami R, Becq J, et al. Whole-genome sequencing of chronic lymphocytic leukaemia reveals distinct differences in the mutational landscape between IgHV mut and IgHV unmut subgroups [J]. Leukemia, 2018, 32 (2): 332-342.

[15] Ljungström V, Cortese D, Young E, et al. Whole-exome sequencing in relapsing chronic lymphocytic leukemia: clinical impact of recurrent RPS15 mutations [J]. Blood, 2016, 127 (8): 1007-1016.

[16] Ferreira P G, Jares P, Rico D, et al. Transcriptome characterization by RNA sequencing identifies a major molecular and clinical subdivision in chronic lymphocytic leukemia [J]. Genome Research, 2014, 24 (2): 212-226.

[17] Wu A R, Neff N F, Kalisky T, et al. Quantitative assessment of single-cell RNA-sequencing methods [J]. Nature Methods, 2014, 11 (1): 41.

[18] Hashimshony T, Wagner F, Sher N, et al. CEL-Seq: single-cell RNA-Seq by multiplexed linear amplification [J]. Cell Reports, 2012, 2 (3): 666-673.

[19] Paguirigan A L, Smith J, Meshinchi S, et al. Single-cell genotyping demonstrates complex

clonal diversity in acute myeloid leukemia [J]. Science Translational Medicine, 2015, 7(281): 281re2.

[20] Feero W G, Guttmacher A E, Collins F S. Genomic medicine—an updated primer [J]. The New England Journal of Medicine, 2010, 362(21): 2001-2011.

[21] Wang Q. Molecular genetics of coronary artery disease [J]. Current Opinion in Cardiology, 2005, 20(3): 182.

[22] Welten S, Goossens E, Quax P, et al. The multifactorial nature of microRNAs in vascular remodelling [J]. Cardiovascular Research, 2016, 110(1): 6-22.

[23] Zou J, Li W Q, Li Q, et al. Two functional microRNA-126s repress a novel target gene p21-activated kinase 1 to regulate vascular integrity in zebrafish [J]. Circulation Research, 2011, 108(2): 201-209.

[24] Harris T A, Yamakuchi M, Ferlito M, et al. MicroRNA-126 regulates endothelial expression of vascular cell adhesion molecule 1 [J]. Proceedings of the National Academy of Sciences, 2008, 105(5): 1516-1521.

[25] Mitchell P S, Parkin R K, Kroh E M, et al. Circulating microRNAs as stable blood-based markers for cancer detection [J]. Proceedings of the National Academy of Sciences, 2008, 105(30): 10513-10518.

[26] Chen X, Ba Y, Ma L, et al. Characterization of microRNAs in serum: a novel class of biomarkers for diagnosis of cancer and other diseases [J]. Cell Research, 2008, 18(10): 997-1006.

[27] Ji X, Takahashi R, Hiura Y, et al. Plasma miR-208 as a biomarker of myocardial injury [J]. Clinical Chemistry, 2009, 55(11): 1944-1949.

[28] Zhang K, Luo Z, Zhang Y, et al. Circulating lncRNA H19 in plasma as a novel biomarker for breast cancer [J]. Cancer Biomarkers, 2016, 17(2): 187-194.

[29] Li H, Yu B, Li J, et al. Overexpression of lncRNA H19 enhances carcinogenesis and metastasis of gastric cancer [J]. Oncotarget, 2014, 5(8): 2318.

[30] Weiser-Evans M C. Smooth muscle differentiation control comes full circle: the circular noncoding RNA, circActa2, functions as a miRNA sponge to fine-tune α-SMA expression [J]. Circulation Research, 2017, 121(6):591-593.

[31] Zeng Y, Du W W, Wu Y, et al. A circular RNA binds to and activates AKT phosphorylation and nuclear localization reducing apoptosis and enhancing cardiac repair [J]. Theranostics, 2017, 7(16): 3842.

[32] Bertram L, Tanzi R E. The genetic epidemiology of neurodegenerative disease [J]. The Journal of Clinical Investigation, 2005, 115(6): 1449-1457.

[33] Walsh D M, Selkoe D J. Deciphering the molecular basis of memory failure in Alzheimer's disease [J]. Neuron, 2004, 44(1): 181-193.

[34] Klein C, Ziegler A. From GWAS to clinical utility in Parkinson's disease [J]. The Lancet, 2011, 9766(377): 613-614.

[35] Eichler E E, Flint J, Gibson G, et al. Missing heritability and strategies for finding the underlying causes of complex disease [J]. Nature Reviews Genetics, 2010, 11(6): 446-450.

[36] Noureddine M A, Li Y J, van der Walt J M, et al. Genomic convergence to identify candidate genes for Parkinson disease: SAGE analysis of the substantia nigra [J]. Movement Disorders: Official Journal of the Movement Disorder Society, 2005, 20(10): 1299-1309.

[37] Xu P T, Li Y J, Qin X J, et al. A SAGE study of apolipoprotein E3/3, E3/4 and E4/4 allele-specific gene expression in hippocampus in Alzheimer disease [J]. Molecular and Cellular Neurosciences, 2007, 36(3): 313-331.

[38] Twine N A, Janitz K, Wilkins M R, et al. Whole transcriptome sequencing reveals gene expression and splicing differences in brain regions affected by Alzheimer's disease [J]. PLoS One, 2011, 6(1): e16266.

[39] Wang X, Liu P, Zhu H, et al. miR-34a, a microRNA up-regulated in a double transgenic mouse model of Alzheimer's disease, inhibits bcl2 translation [J]. Brain Research Bulletin, 2009, 80(4-5): 268-273.

[40] Salmena L, Poliseno L, Tay Y, et al. A ceRNA hypothesis: the Rosetta Stone of a hidden RNA language [J]. Cell, 2011, 146(3): 353-358.

[41] Weinberg M S, Wood M J. Short non-coding RNA biology and neurodegenerative disorders: novel disease targets and therapeutics [J]. Human Molecular Genetics, 2009, 18(R1): R27-R39.

[42] Lin M, Pedrosa E, Shah A, et al. RNA-Seq of human neurons derived from iPS cells reveals candidate long non-coding RNAs involved in neurogenesis and neuropsychiatric disorders [J]. PLoS One, 2011, 6(9): e23356.

4

蛋白质组学与精准医疗

4.1   蛋白质组学基础

随着人类基因组计划的实施和推进，人们发现通过基因组测序，无法阐明基因所编码的蛋白质的高级结构和功能，不能从蛋白质水平阐明生命现象本质。基因的大部分功能信息都是由蛋白质组来表征的，蛋白质是生理功能的执行者和生命现象的直接体现者，对蛋白质结构和功能的研究将直接阐明生命在生理或病理条件下的变化机制，因此，要对生命的复杂活动有全面和深入的认识，必然要在整体、动态、网络的水平上对蛋白质进行研究。由于蛋白质组是一个动态、变化的整体，生物体内的蛋白质不能像核酸一样通过 PCR 扩增来增加样品量，因此其复杂性远远大于基因组。2014 年 5 月 29 日，两个国际小组分别在 *Nature* 杂志上公布了人类蛋白质组第一张草图，其中，印度生物信息研究所和美国约翰斯·霍普金斯大学等机构绘制了 17 924 个基因编码的蛋白质草图，其总数约占人类基因总数的 84%；慕尼黑理工大学领衔的团队，绘制了 19 629 个基因编码的蛋白质草图，其总数约占人类基因总数的 92%，如图 4.1（彩图 4.1）所示。这些在大部分非患病人体组织和器官中表达的精选蛋白的相关研究，为更好地理解疾病状态下发生的机体变化，奠定了坚实的基础[1,2]。

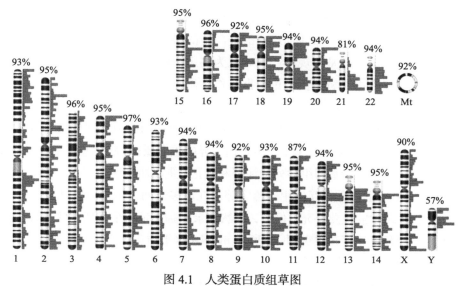

图 4.1　人类蛋白质组草图

确认出的 18 097 个蛋白质对人体内除了三条染色体外其他染色体的覆盖率超过 90%，
蓝色柱表示特定染色体区域中蛋白质的密度

4.1.1　蛋白质组基本概念

人类的几乎所有生命活动都是由人体内的蛋白质执行的，蛋白质在各种细胞的生长、分化和凋亡等过程中起着关键作用。蛋白质作为生命有机体的主要成分，与各种生命活动紧密相关，是生命现象的直接体现者，也是各种细胞功能的重要执行者。一个细胞、组织或有机体表达的所有蛋白质统称为蛋白质组（proteome），这个概念最初由澳大利亚学者 Wilkins 和 Williams 在 1994 年提出，蛋白质组动态地反映生物系统所处的状态，对应于在空间和时间上动态变化着的整体。在活细胞中，单个蛋白质分子可以执行功能，它们相互作用形成的高级结构或网络也可以在复杂系统中协同工作。蛋白质的结构和功能会因翻译后修饰、蛋白质相互作用、它们的亚细胞定位及合成和降解等生物过程的进展而改变，如细胞增殖、迁移和发育。为了更好地揭示蛋白质具体功能及其发挥功能的机制，识别和量化这些动态系统中的蛋白质及其相互作用是至关重要的[3]。

4.1.2　蛋白质组学基本概念

蛋白质组学（proteomics）是从整体的角度，分析细胞（或组织等）内动态变化的蛋白质组成成分、表达水平与修饰状态，了解蛋白质之间的相互作用与联系，揭示蛋白质功能与细胞生命活动规律的一门新的科学技术。利用蛋白质组学可以揭示和阐明生命活动的基本规律，同时也为临床诊断、药物筛选、新药开发和个性化医疗等诸多应用领域提供理论依据。作为研究所有蛋白质的科学，蛋白质组学毫无疑问将在精准医疗领域展示出越来越大的应用潜力。

蛋白质组学整个实验流程大概分为三个部分：不同组织或细胞样品中蛋白质的提取与分离；蛋白质鉴定与定量，找出表达差异的蛋白质；生物信息学分析及验证。蛋白质组学实验可用于基因组序列的注释和校正、蛋白质丰度的定量、翻译后修饰的检测及蛋白质-蛋白质相互作用的鉴定等。在许多方面，蛋白质组学可以作为基因组学和转录组学的重要补充。例如，虽然转录和翻译是一个相偶联的过程，但两者发生的时间和位点存在时空间隔，所以 mRNA 水平与蛋白质水平并不完全一致。在某些系统中，包括细胞外液或亚细胞器，转录物水平远低于蛋白质丰度[4]。蛋白质是生物功能的效应器，其水平不仅依赖于相应的 mRNA 水平，而且还依赖于宿主的翻译控制和调节。因此，蛋白质组学被认为是表征生物系统最相关的数据集[5]。

4.1.3　蛋白质组学发展历程及研究策略

蛋白质组从产生至今已有 20 多年的发展历程，不论从研究领域、应用范围还是技术策略等方面都有了长足的发展。1994 年，"蛋白质组"一词被首次提出；1996 年，澳大利亚建立了世界上第一个蛋白质组研究中心（Australia Proteome Analysis Facility，APAF），随后丹麦、加拿大、日本、瑞士也成立了蛋白质组研究中心；2001 年，国际人类蛋白质组研究组织（Human Proteome Organization，HUPO）在美国正式成立，该组织是一个协调各个国家蛋白质组研究组织的国际性组织，主要任务有三个：加强各国和各地区蛋白质组研究组织之间的合作，建立一个国际性的组织，让这个国际组织能够代表每一个成员倡议并组织国际性的活动；参与科学和教育活动，鼓励蛋白质组科技的传播，鼓励关于人类蛋白质组和组织模型知识的广泛传播；帮助协调公共蛋白质组组织的发起活动。欧洲、亚太地区也都成立了区域性蛋白质组研究组织，试图通过合作方式，融合各方面力量，完成人类蛋白质组计划。蛋白质组学受到肽或蛋白质分离、质谱分析、同位素定量标记和生物信息学数据分析等新技术的推动，已成为生命科学研究的焦点。鉴于蛋白质组的复杂性和多变性，虽然各种技术在不断进步，但到目前为止，还不能对任何一个物种的所有蛋白质进行分析。

蛋白质组学是大规模的蛋白质分析，对蛋白质的数量、结构、性质、相互关系和生物学功能进行全面深入的研究已成为生命科学研究的迫切需要和重要任务。伴随质谱技术的革新及在生物领域的大规模应用，蛋白质组学研究得到了迅速发展。由于蛋白质组的极端复杂性，先进的分离技术和质谱仪器被开发出来，以扩大覆盖范围，提高动态范围和灵敏度[6]。蛋白质组学比基因组学要复杂得多，原因在于一个人的基因组在每个细胞里基本上都是相同的，但是蛋白质组的组成情况在每个器官、每个组织、每个细胞，甚至同一个细胞的不同时间段内都不同。高通量蛋白质组学的目标是在减少样品分析时间的同时增加蛋白质组覆盖的深度。质谱已成为大规模蛋白质分析的核心工具，在蛋白质鉴定、表征及定量等方面发挥着至关重要的作用。以质谱为基础的蛋白质组学分析方法主要有 Top-down（自上而下）和 Bottom-up（自下而上）两种，一般工作流程如图 4.2（彩图 4.2）所示，Top-down 技术可以直接对完整的蛋白（包括翻译后修饰蛋白及其他一些大

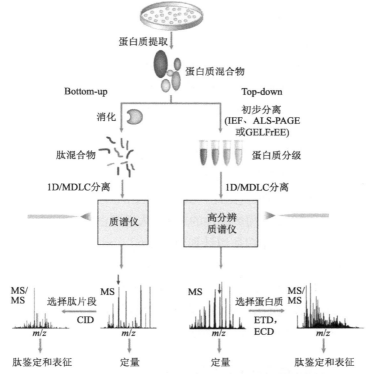

图 4.2　Bottom-up 和 Top-down 蛋白质组学一般工作流程

IEF：等电聚焦电泳；ALS-PAGE：含不耐酸表面活性剂的聚丙烯酰胺凝胶电泳；GELFrEE：凝胶洗脱液相组分截留电泳；1D/MDLC：一维或多维液相色谱；MS：质谱；CID：碰撞诱导解离；ETD：电子转移解离；ECD：电子捕获解离；m/z：质荷比

片段蛋白）测序，而非仅仅针对多肽；Bottom-up 是传统的手段，它将蛋白质的大片段混合物消化或酶解成小片段的肽后再进行分析，是在蛋白质组学的研究中较为广泛使用的一种质谱技术。Top-down 蛋白质组学可以保留多种翻译后修饰之间的关联信息，捕获每个不同的蛋白质组形式独特的特性，直接表征蛋白质变体，在治疗性单克隆抗体的研发、蛋白质复合物的解析及生物标志物的寻找等方面具有一些潜在的优势。Bottom-up 蛋白质组学通常是将蛋白质混合样品酶解成肽段，然后使用多维液相色谱技术分离肽段，利用质谱仪对肽段进行分析得到质谱数据，最后将质谱数据提交到蛋白质数据库中进行匹配，从而完成对未知蛋白质的鉴定。目前，Bottom-up 分析策略被更广泛地应用于蛋白质定性分析工作中。

4.2 人类蛋白质组计划

人类蛋白质组计划（Human Proteome Project，HPP），是继人类基因组计划之后的又一项大规模的国际性科技工程，旨在利用现有的和新兴的技术系统化地绘制整个人类蛋白质图谱，该项目的完成将增进人们对细胞生物学的理解，并为开发诊断、预后、治疗和预防医学应用奠定基础。为了识别、定量和注释所有的人类蛋白编码基因，HPP 使用三种工具：质谱、亲和抗体及生物信息学[7]。该计划有两大主要方向：基于染色体的 HPP，关注于对每个染色体蛋白质的子集进行注释；另一个是生物疾病驱动的 HPP，目的是回答和疾病相关的生物学问题。

疾病的特征主要表现在蛋白质水平上，许多重大疾病如癌症、心血管疾病等是多种蛋白质共同作用的结果，因此，真正从蛋白质的功能结构上阐明生命活动及其病理机制的实质，才能取得突破性的进展。人类蛋白质组计划已经开展了 7 个项目：中国牵头的人类肝脏蛋白质组计划（Human Liver Proteome Project，HLPP）、美国牵头的人类血浆蛋白质组计划（Human Plasma Proteome Project，HPPP）、德国牵头的人类脑蛋白质组计划（Human Brain Proteome Project，HBPP）、瑞士牵头的大规模抗体计划、英国牵头的蛋白质组标准计划、加拿大牵头的模式动物蛋白质组计划、日本牵头的糖蛋白质组技术。

4.2.1 人类肝脏蛋白质组计划

由中国贺福初院士牵头的 HLPP 是第一个人类组织/器官的蛋白质组计划，是我国有史以来领导的第一项重大国际合作计划，其科学目标是揭示并确认肝脏的蛋白质；在蛋白质水平规模化注解与验证人类基因组计划所预测的编码基因；实现肝脏转录组、肝脏蛋白质组、血浆蛋白质组及人类基因组的对接与整合；揭示人类转录、翻译水平的整体、群集调控规律；建立肝脏"生理组""病理组"；为重大肝病预防、诊断、治疗和新药研发的突破提供重要的科学基础。人类肝脏蛋白质组计划的实施，可极大地提高肝病的治疗和预防水平，降低医疗费用，同时，可使我国在以肝炎、肝癌为代表的重大肝病的诊断、防治与新药研制领域取得突破性进展，并不断提高我国生物医药产业的创新能力和国际竞争力[8]。中国科学家已经成功测定出 6788 个高可信度的中国成人肝脏蛋白质，系统构建了国际上第一个系统的人类器官蛋白质组"蓝图"；发现了包含 1000 余个"蛋白质-蛋白质"相互作用的网络图；建立了 2000 余株蛋白质抗体。截至目前，中国、美国、加拿大、法国等 18 个国家和地区的 100 多个实验室加入"人类肝脏蛋白质组计划"。

4.2.2　人类血浆蛋白质组计划

HPPP 由美国科学家 Gilbert Omenn 牵头，由 10 多个国家/地区、57 个实验室参与。该计划启动阶段要求所有参加实验室均使用相同的"参考样品"，该参考样本分别由英国、美国和中国按照同一标准提供，制备成不同人群的混合血浆（EDTA、肝素和枸橼酸钠抗凝血）和血清。在此基础上，使用各实验室不同的技术平台和不同的蛋白质组学实验方案，全面鉴定和分析正常人血浆/血清蛋白质组。该计划旨在全面分析人类血浆、血清中的蛋白质成分；确定不同时期和不同条件下的个体差异，包括生理（如年龄、性别、月经周期、运动、压力、饮食）和病理（如特定疾病及一般药物治疗）状态改变；确定不同人种血浆蛋白质的差异程度[9]。

HLPP 和 HPPP 这两大计划的启动与实施，对于人类其他体液、组织/器官的蛋白质组研究将起到重要的示范作用，对人类蛋白质组计划的全面展开和顺利实施将发挥普遍的指导作用。

4.3　蛋白质组学研究技术

蛋白质组学的研究不仅能为生命活动规律提供物质基础，也能为众多疾病机制的阐明及攻克提供理论根据和解决途径。从 20 世纪 70 年代中期开始，人们就使用双向凝胶电泳技术研究蛋白质组学，但随着研究的不断深入，该技术不能满足样品中每个蛋白质的检测、识别和定量的要求。目前，基于质谱的蛋白质组学已成为研究蛋白质翻译后修饰、蛋白质相互作用和细胞器的强大工具。质谱仪一般由进样系统、离子源、质量分析器、检测器和记录系统等组成，还包括真空系统和自动控制数据处理等辅助设备。对于蛋白质组学研究而言，两项离子化技术具有里程碑意义，一项是基质辅助激光解吸电离（matrix-assisted laser desorption ionization，MALDI）技术，一项是电喷雾电离（electrospray ionization，ESI）技术。这两项电离技术的出现，使原本只能检测小分子的质谱技术可以用于检测生物大分子。有研究人员对蛋白质组学研究技术进行了汇总[10]，如图 4.3 所示，这里主要针对一些代表性的研究技术进行介绍。

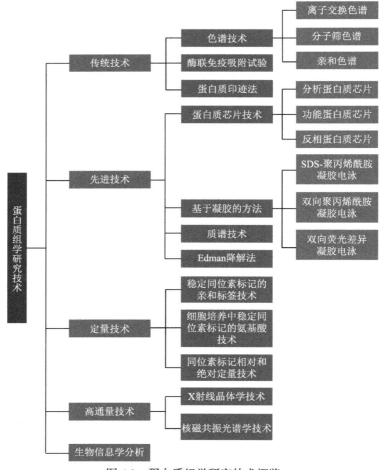

图 4.3　蛋白质组学研究技术概览

4.3.1　蛋白质鉴定技术

4.3.1.1　高效液相色谱分析技术

高效液相色谱（high performance liquid chromatography，HPLC）分析技术，是 20 世纪 60 年代中期才建立的一种高效快速分离化合物的方法，到了 70 年代后期才广泛用于蛋白质的分离纯化方面，现已成为分离纯化蛋白质非常有效的方法之一。与经典常压色谱相比，HPLC 具有分离、纯化蛋白质速度快、分辨率高、灵敏度高及重复性好等优点。一般高效液相色谱仪主要由输液泵、进样器、色谱柱、检测器、记录器和程序控制器这几部分组成。HPLC 技术已成为研究蛋白质的重要工具。Tamm-Horsfall 蛋白（THP）是肾脏肾小管分泌的一种特异性蛋白，在尿液中含量最丰富，由 Tamm 及 Horsfall 于 1951 年发现。尿中 THP 的排泄量及结构突变与肾脏疾病相关，然而，目前主要采用酶联免疫吸附试验检测尿中 THP，重复性差，可能得出假阴性结果。研究人员利用 HPLC 技术测定 THP，灵敏度高、重复性好并且简单快速，HPLC 技术将有助于进一步研究 THP 的生理作用[11]。

4.3.1.2　基质辅助激光解吸电离飞行时间质谱技术

基质辅助激光解吸电离飞行时间质谱（matrix-assisted laser desorption ionization time of flight mass spectrometry，MALDI-TOF-MS）技术成功地实现了为生物大分子提供快速和高度可靠检测手段的目的，同时也为生命科学领域提供了全新的分析方法。MALDI-TOF-MS 技术实际上是两个核心技术的组合，即基质辅助激光解吸电离（MALDI）与飞行时间（TOF）离子分离技术。MALDI 的原理是用激光照射样品与基质形成的共结晶薄膜，基质从激光中吸收能量传递给生物分子，而电离过程中将质子转移到生物分子或从生物分子得到质子，使生物分子电离。因此它是一种软电离技术，适用于混合物及生物大分子的测定。TOF 的原理是离子在电场作用下加速飞过飞行管道，根据到达检测器的飞行时间不同而被检测，即测定离子的质荷比（m/z）与离子的飞行时间成正比。MALDI-TOF-MS 具有灵敏度高、准确度高及分辨率高等特点，为生命科学等领域提供了一种强有力的分析测试手段，并正扮演着越来越重要的作用。在临床微生物学中，MALDI-TOF-MS 技术是一种工具，可以快速、准确、经济有效地鉴定培养的细菌和真菌。MALDI-TOF-MS 将对医学技术员、临床微生物学实验室主任和其他管理人员、医学生、住院医师及研究员的微生物学教育产生深远影响[12]。糖尿病肾病（diabetic nephropathy，DN）是终末期肾病最常见的病因，特异性生物标志物将有助于识别高危个体。研究人员采用 MALDI-TOF-MS 技术筛选到了 DN 新的候选生物标志物，包括 C3f 和载脂蛋白 C I [13]。

4.3.1.3 电喷雾电离质谱技术

电喷雾电离质谱（electrospray ionization mass spectrometry，ESI-MS）技术能够在非常接近天然溶液状态的情况下将非常弱的蛋白质非共价键复合物从液相转变为气相而进行测定，能够更加真实地反映生物大分子的生理状态。其工作原理是，利用位于一根毛细管和质谱进口间的电势差生成离子，在电场的作用下产生喷雾形式存在的带电液滴。在真空条件下，液滴表面溶剂蒸发，液滴变小，液滴的电荷密度骤增。当静电排斥力大于液滴的表面张力时，液滴便发生崩解，形成更小的液滴。如此形成的小液滴以类似的方式继续崩解，于是液滴中的溶剂迅速蒸干，产生多电荷离子（离子可带正电或负电，依赖于实验条件），在质谱仪内被分析记录。电喷雾电离的特征之一是可生成高度带电的离子而不发生破裂，这样可将质荷比降低到各种不同类型的质量分析仪都能检测的程度。在过去的 20 年中，ESI-MS 技术已经成为鉴定和定量体外蛋白质-配体相互作用的通用工具。蛋白质和配体（如其他蛋白质、碳水化合物、脂质、DNA 或小分子）之间的非共价相互作用的结合-解离是许多生物过程中的关键事件，对于许多生理和病理过程（如细胞生长和分化、受精）、识别过程（如细胞-细胞黏附和针对病原体的免疫反应）及多种疾病机制（包括炎症及细菌和病毒黏附）至关重要。这些相互作用的发现和表征有助于理解生化反应和途径及设计可用于治疗各种疾病和感染的新型治疗剂[14,15]。

4.3.1.4 Edman 降解蛋白质测序技术

Edman 降解蛋白质测序技术测定蛋白质一级结构，主要是从蛋白质或多肽 N 端进行分析[16]。该技术由菲尔·埃德曼（Pehr Edman）在 20 世纪 50 年代创立，分为耦合、切割、萃取、转化、鉴定等几个步骤，具体反应原理是，用异硫氰酸苯酯（phenyl isothiocyanate，PITC）与待分析多肽的 N 端氨基在碱性条件下反应，生成苯氨基硫代甲酰胺的衍生物，然后用酸处理，关环，肽链 N 端被选择性地切断，得到 N 端氨基酸残基的噻唑啉酮苯胺衍生物。接着用有机溶剂将衍生物萃取出来，在酸作用下，该衍生物不稳定，会继续反应，形成一个稳定的苯乙内酰硫脲（phenylthiohydantoin，PTH）衍生物。余下肽链中酰胺键不受影响。通过用高效液相色谱法或电泳法分析生成的 PTH-氨基酸,可以鉴定出是哪一个氨基酸。每反应一次,就得到一个去掉 N 端氨基酸残基的多肽,剩下的肽链可以进入下一个循环,继续发生降解[17]。该技术的优点是 PITC 与所有氨基酸残基的反应产率和回收率都相当高,因此反应副产物少,用色谱可以准确鉴定。

4.3.1.5 肽质量指纹谱技术

肽质量指纹谱(peptide mass fingerprinting,PMF)技术是一种蛋白质鉴定技术,用特异性的酶解或化学水解的方法将蛋白切成小的片段,然后用质谱检测,得到肽片段质量图谱。由于每种蛋白质的氨基酸序列都不同,蛋白质被酶水解后,产生的肽片段序列也各不相同,其肽混合物质量数亦具特征性,所以称为指纹谱,可用于蛋白质的鉴定,即将所得到的肽谱数据输入数据库,搜索具有相似肽质量指纹谱的蛋白质,从而获得待测蛋白质序列。

4.3.1.6 多维蛋白质鉴定技术

多维蛋白质鉴定技术(multi-dimensional protein identification technology,MudPIT)与一维液相色谱层析法相比,对具有高丰度差异的蛋白质样本有更高的分辨率和装载能力。该技术典型的分析流程如下:蛋白质样品被酶消化为小的肽段,然后由强阳离子交换层析柱分离,阳离子越多的肽段就会越紧密地黏附于层析柱上;肽段用梯度盐洗脱,收集不同时间的分离液后用反相色谱层析法进行第二次液相分离,疏水性肽段会紧紧地黏附于层析柱上,从柱上洗脱的肽段则会注入 MS/MS 进行分析,获得二级质谱图后,在蛋白质或翻译后的核酸数据库中比对后就可以在数据库的序列中找到与样品相匹配的蛋白质。这个方法通常能鉴定上千种蛋白质。有研究报道,MudPIT 可对未分离的复杂样品中的膜蛋白和可溶性蛋白进行分析,应用于心脏病的研究中[18]。

4.3.1.7 蛋白质芯片技术

蛋白质芯片技术是一种高通量的蛋白质免疫检测分析技术,可以简单地理解为多重酶联免疫吸附试验(ELISA)检测技术;但是不同于 ELISA 的是,蛋白质芯片技术一次试验可以检测几百种目标因子,且只需 10~100μl 的样品。抗体芯片是蛋白质芯片中的主要类型,是将多种不同的捕获抗体印制在固相支持物上,每种抗体孤立成点,抗体之间不相互影响,呈方阵排列。抗体固定在固相支持物上以后，用封闭液封闭空余位点，然后将生物样品和芯片一起孵育，样品中特异性的抗原与捕获抗体偶联，偶联到捕获抗体上的抗原再与生物素标记的检测抗体一起孵育，最后通过荧光剂-链霉亲和素或者 HRP-链霉亲和素和化学发光试剂进行荧光染色剂检测或者化学发光信号检测，得到芯片结果图片。再通过软件提取图片荧光值或灰度值，得到芯片数据，根据数据来比较目标因子信号差异和定量检测目标因子含量。蛋白质芯片技术在药物开发、癌症研究、肿瘤诊断、抗体筛查等领域显示出巨大的潜力，已被广泛应用于分析抗体-抗原、蛋白质-蛋白质、蛋白质-核酸、蛋白质-脂质和蛋白质-小分子及酶-底物相互作用[19]。胰腺癌是一种恶性程度极高的消化系统肿瘤，发现较晚且进展迅速。胰腺癌由于在体内位置隐蔽和早期无症状，所以很难早期发现，蛋白质组学正在成为诊断隐匿性肿瘤的一种强有力的新工具。蛋白质芯片技术可以高通量地筛选组织、血清及复杂生物混合物中表达的蛋白质，从而可以在癌症和正常样品之间进行快速比较。研究人员采用蛋白质芯片技术和生物质谱技术分析，获得了胰腺癌、良性胰腺疾病和邻近胰腺组织之间的差异蛋白质表达谱，并鉴定了能够区分这些组织的不同的生物标志物。该研究表明，独特的蛋白表达模式与其他诊断应用如内镜超声引导下细针穿刺细胞学检查相结合，可能有助于提高胰腺癌的诊断和分期[20]。

4.3.2　定量蛋白质组学研究技术

定量蛋白质组学是把一个基因组表达的全部蛋白质或一个复杂体系中的所有蛋白质进行精确的定量和鉴定。传统蛋白质组定量主要是利用双向凝胶电泳来进行，随着生物质谱和相关技术的不断改进和完善，蛋白质组定量新技术快速发展，现有多种蛋白质组学方法可用于量化蛋白质及其翻译后修饰。

4.3.2.1　双向聚丙烯酰胺凝胶电泳技术

双向聚丙烯酰胺凝胶电泳（two-dimensional polyacrylamide gel electrophoresis，2D-PAGE）技术是目前使用最广泛的蛋白质组学分离技术[21]，简言之，它是将制备的蛋白质样品进行电泳后，为了达到不同的分离目的，在其直角方向再进行一次电泳。常用的就是第一向进行等电聚焦电泳，由于蛋白质具有两性解离和等电点特性，将蛋白质样品加载至 pH 梯度介质上进行电泳时，会向与其带电荷相反的电极方向移动，移动过程中蛋白质分子可能获得或失去质子。随着移动的进行，该蛋白质所带的电荷数和迁移速度下降，当蛋白质迁移至其等电点的 pH 位置时，其净电荷数为零，在电场中不再移动。蛋白质扩散到低于其等电点的 pH 区域时，带正电荷，在电场的影响下又重新向阴极移动。同样，蛋白质扩散到高于其等电点的 pH 区域时，则带负电，在电场的作用下会向阳极移动。根据各自不同的等电点，蛋白质最终被聚焦在一个很窄的 pH 梯度介质区域内。第二向沿垂直方向进行 SDS-聚丙烯酰胺凝胶电泳（SDS-PAGE），根据蛋白质的相对分子质量或分子量大小进行分离。蛋白质样品经过电荷和质量两次分离后，得到等电点和分子量的信息。由于该技术具有高分辨率的特点，在蛋白质组学的研究中始终占据着重要的地位。早在 1977 年，Anderson 等[22]采用 2D-PAGE 技术分析人体血浆蛋白，能够分离和检测到大约 300 个不同的蛋白质斑点。在 2D-PAGE 技术基础上发展而来的双向荧光差异凝胶电泳（two-dimensional fluorescence difference gel electrophoresis，2D-DIGE）技术除了利用蛋白质的等电点和分子量的差异来分离蛋白质样品，还应用荧光染料的灵敏度及内标的使用等技术，使其在定量蛋白质组学研究中的效果明显优于传统双向电泳[23]。2D-DIGE 技术不仅可以解析大量的蛋白质，对这些蛋白质染色还可以使蛋白质的相对丰度得以量化。例如，从血清样品中提取蛋白质并分别装载在单独的凝胶板上，染色后，对蛋白质斑点进行排列和扫描，以测量它们各自的强度。2D-PAGE 和 2D-DIGE 技术是进行蛋白质分离和分析的重要工具，成本低、通量高，能够在一个凝胶平板上检测数百种蛋白质。但是该技术本身也存在一些难以克服的缺陷，主要表现在两个方面：第一，对蛋白质的分离受到蛋白质丰度、等电点、分子量和疏水性等的限制。对于低丰度蛋白质，由于上样量的限制，不能达到足够质谱鉴定需要的量；对于极大蛋白质（分子质量>200kDa）、极小蛋白质（分子质量<8kDa）、极碱性蛋白质和疏水性蛋白质（膜结合蛋白质和跨膜蛋白质），都难以进行有效分离分析。第二，双向凝胶电泳操作费时费力，难以实现和质谱的直接联用，不易自动化。

4.3.2.2 非标记定量技术

非标记定量（label-free quantitation 或 label-free）技术通过液质联用技术对蛋白质酶解肽段进行质谱分析，无须使用昂贵的稳定同位素标签作内部标准，只需分析大规模鉴定蛋白质时所产生的质谱数据，比较不同样品中相应肽段的信号强度，从而对肽段对应的蛋白质进行相对定量。label-free 技术，对样本的操作较少，并且不受样品条件的限制，克服了标记定量技术在对多个样本进行定量方面的缺陷；但对液相色谱串联质谱的稳定性和重复性要求较高。

4.3.2.3　同位素标记相对和绝对定量技术

同位素标记相对和绝对定量（isobaric tag for relative and absolute quantitation，iTRAQ）技术是由美国应用生物系统公司（Applied Biosystems）研发的一种多肽体外标记技术，是最流行的化学标记技术之一[24,25]。该技术采用 4 种或 8 种同位素的标签，通过特异性标记多肽的氨基团，然后进行串联质谱分析，可同时比较 4 种或 8 种不同样品中蛋白质的相对含量，是近年来定量蛋白质组学常用的高通量筛选技术。先兆子痫（preeclampsia，PE）是最重要的妊娠相关高血压疾病之一。目前，还没有有效的标志物来预测孕妇的发病情况。为了进一步深入了解 PE 的发病机制并鉴定该疾病的生物标志物，研究人员采用 iTRAQ 技术分析了 7 例 PE 患者和 7 例正常血压孕妇的尿蛋白图谱，PE 患者中共有 294 种蛋白质表达异常，其中，233 种蛋白质表达显著下调，61 种蛋白质表达显著上调，利用基因本体论（GO）和京都基因与基因组百科全书（KEGG）数据库对差异表达蛋白质进行生物信息学分析，发现表达差异最大的蛋白质与凝血和补体途径、肾素-血管紧张素系统和细胞黏附分子途径有关。研究人员用来自 PE 患者和正常孕妇的 14 对尿液样品验证了 3 种差异表达蛋白质：转铁蛋白（TF）、补体 B 因子（CFB）和对氧磷酶 1（PON1）。该研究结果为进一步了解 PE 的发病机制和识别预测性生物标志物提供了基础[26]。

4.3.2.4　细胞培养条件下稳定同位素标记技术

细胞培养条件下稳定同位素标记（stable isotope labeling with amino acids in cell culture，SILAC）技术是在细胞培养过程中，利用稳定同位素标记的氨基酸结合质谱技术，对蛋白质表达进行定量分析的一种新技术[27,28]。SILAC 技术流程如图 4.4（彩图 4.4）所示，在细胞培养时，采用含轻、中或重型同位素标记的必需氨基酸（主要是 Lys 和 Arg）培养基进行细胞培养，来标记细胞内新合成的蛋白质，一般培养 5～6 代，细胞中的蛋白质将都被同位素标记。不同处理的蛋白质样品等量混合，经 SDS-PAGE 分离和质谱分析，通过比较一级质谱图中三个同位素型肽段的面积大小进行相对定量，同时二级谱图对肽段进行序列测定从而鉴定蛋白质。由于 SILAC 技术是体内标记技术，标记水平高而且稳定，几乎不影响细胞的功能，同时灵敏度高，不仅适用于进行全细胞蛋白的分析，还适用于膜蛋白的鉴定和定量，因此其在蛋白质组学相关领域中得到了广泛的应用，如比较蛋白质组学[29]、蛋白质与蛋白质相互作用[30]、蛋白质与 DNA 相互作用[31]、蛋白质与 RNA 相互作用[32]等领域。研究人员成功地应用 SILAC 技术分析了肌肉细胞分化过程中蛋白表达量的变化，在这个过程中发现甘油醛-3-磷酸脱氢酶、纤维连接蛋白、丙酮酸激酶-M2 均上调[33]。血管衰老导致血管结构与功能进行性下降，与人体各器官系统的衰老和疾病相关。血管细胞衰老的同时表达衰老相关分泌表型（senescence-associated secretory phenotype，SASP），有研究利用 SILAC 技术鉴定得到 343 个 SASP 蛋白，与静止细胞相比，衰老的人成纤维细胞分泌 2 倍或更高水平的 SASP 蛋白[34]。微卫星不稳定性（microsatellite instability，MSI）结直肠癌的特征是转化生长因子 β 受体 2（transforming growth factor beta receptor type 2，TGFBR2）突变失活。TGFBR2 缺失的结直肠癌表现为靶基因及相关蛋白表达变化，这种改变调节癌细胞衍生的细胞外囊泡（extracellular vesicle，EV）的含量，EV 可以通过细胞间转移蛋白质、核酸和脂类分子等特定物质，发挥特殊的功能。有研究人员利用 SILAC 技术对 MSI 结直肠癌衍生的 EV 中的蛋白质表达进行定量分析，鉴定得到了 48 个 TGFBR2 调节蛋白，TGFBR2 缺乏导致了与细胞外基质和核小体相关的 EV 蛋白的上调及蛋白酶体相关蛋白的下调。TGFBR2 调节 EV 中蛋白质表达的定量差异可能为将来基于液体活检的 MSI 分型提供新的生物标志物[35]。

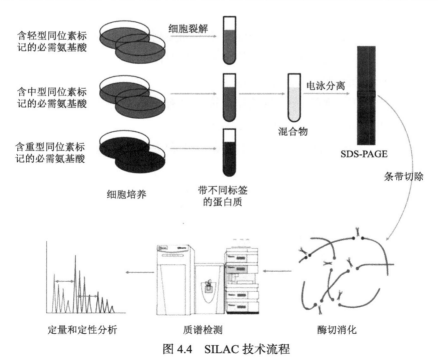

图 4.4　SILAC 技术流程

4.3.2.5 数据非依赖性采集定量技术

数据非依赖性采集（data independent acquisition，DIA）定量技术，将整个质谱扫描质量范围分为若干窗口，依次对每个窗口的所有离子进行碎裂，采集全部子离子信息。该技术无须指定目标肽段，扫描点数均匀，利用谱图库即可实现定性确证和定量离子筛选，同时可实现数据回溯。该技术是传统非标记定量的升级版，能够扫描到更全面的碎片信息，不会造成低丰度蛋白质的丢失。DIA 技术最大的优势在于高效测定复杂样品中丰度极低的蛋白分子，极大地提高了定量分析的可信度，实现了蛋白质的深度覆盖和精准定量。血清或血浆是临床蛋白质组学研究的主要标本，其高度的复杂性使得基于质谱的血清蛋白质组极具挑战。利用 DIA 定量技术，建立快速高效的血清蛋白质组学方法，可从 1μl 血清中快速准确地进行蛋白质组学分析，能够准确地检测与疾病相关的蛋白质，直接对血清样本进行酶切及鉴定，平均可鉴定到 300 多种蛋白质，该技术在临床应用中具有良好的应用前景[36]。

4.3.3 修饰蛋白质组学研究

真核细胞中的蛋白质组学由于翻译后修饰而变得复杂，翻译后修饰通过多种方式在不同位点出现。蛋白质翻译后修饰的研究对阐明蛋白质的功能具有重要作用，翻译后修饰是蛋白质调节功能的重要方式，在生物功能调节中起重要作用。常见的蛋白质修饰形式如下：①磷酸化修饰，具有简单、灵活、可逆的特性，以及磷酸基团的供体 ATP 的易得性，是真核细胞中常见的调控手段，细胞内有超过30%的蛋白质发生磷酸化修饰。蛋白质的磷酸化和去磷酸化这一可逆过程，几乎调节着包括细胞的增殖、发育、分化、细胞骨架调控、细胞凋亡、神经活动、肌肉收缩、新陈代谢及肿瘤发生等生命活动的所有过程。由于磷酸化修饰的蛋白质在生物样本中含量低、动态范围广，利用定量蛋白质组学分析手段对富集得到的磷酸化肽段样品进行定量分析前，需要对修饰进行富集从而提高修饰蛋白丰度。在富集肽段的过程中，对单磷酸化肽段和多磷酸化肽段进行分步分离，从而分别进行质谱分析，避免了多磷酸肽段在质谱分析过程中因为离子化效率的问题对单磷酸化肽段鉴定和定量的影响。②乙酰化修饰，是体内高度保守的可逆转的蛋白修饰。蛋白质乙酰化参与了几乎所有的生物学过程，如转录、应激反应、新陈代谢及蛋白质合成与降解等，除了影响细胞染色体结构及对核内转录调控因子的激活外，对蛋白质的功能也可以产生很大的影响，包括酶的活化与失活、蛋白质稳定性、亚细胞结构定位和特殊功能复合体的形成等。③泛素化修饰，是一种重要的翻译后修饰。体内泛素化和去泛素化的动态平衡，是调控蛋白质降解和维持细胞蛋白稳态的关键机制。泛素-蛋白酶体系统介导了真核生物体内 80%～85%的蛋白质降解。此外，泛素化修饰还可以直接影响蛋白质的活性和定位，调控包括细胞周期、细胞凋亡、转录调控、DNA 损伤修复及免疫应答等在内的多种细胞活动。④糖基化修饰，不仅影响着蛋白质的空间构象、生物活性、运输和定位，在分子识别、细胞通信、信号转导等特定生物过程中也发挥着至关重要的作用。糖蛋白根据其糖链结构及糖基化位点主要有 N-糖蛋白与 O-糖蛋白两大类。据推断，有超过 50%的蛋白质都发生了糖基化修饰，但由于糖基化的高度复杂性，绝大多数糖蛋白尚未被发现，现有数据库中只有约 10%的蛋白质被注释为糖蛋白。仅仅由 6 个不同单糖组成的寡糖链的结构就可能达到惊人的 1012 种。⑤琥珀酰化修饰，是指琥珀酰基团供体，如琥珀酰辅酶 A，通过酶学或者非酶学的方式将琥珀酰基团共价结合到底物蛋白质的赖氨酸残基上的过程。琥珀酰化修饰赋予赖氨酸基团 2 个负电荷，能够引发更多蛋白质特性的改变，且琥珀酰基团空间结构较大，对蛋白质结构和功能的影响更为显著。⑥丙酰化修饰，指在酰基转移酶（如乙酰转移酶）的作用下催化丙酰基团（如丙酰辅酶 A 等供体）共价结合到底物蛋白质中赖氨酸残基上的过程。赖氨酸丙酰化修饰是丙酰化修饰的重要组成部分。

蛋白质发生翻译后修饰时其分子质量会发生相应的改变，通过质谱能够精确测定蛋白质或多肽的分子质量。同时，发生翻译后修饰的蛋白质在样本中含量低、动态范围广且极易受到高丰度非修饰肽链的干扰，所以在质谱检测前需要对发生修饰的蛋白质或肽段进行富集和分离，然后才能进行质谱鉴定。鉴定和发现更多有价值的蛋白质翻译后修饰位点将有力地推动后续的生物学和医学研究。

4.3.4　蛋白质组生物信息学分析

生物信息学是在生命科学、计算机科学和数学分析的基础上逐步发展而形成的一门新兴交叉学科，是运用数学与计算机科学手段进行生物数据等信息的收集、加工、存储、分析与解析的科学。蛋白质组学的不断发展，也对生物信息学提出了更多的挑战，两者不断的相互作用形成了蛋白质组生物信息学这一活跃的研究分支。

蛋白质组生物信息学分析主要包含内容如下。①蛋白功能注释：亚细胞结构定位、GO 分类、KEGG 通路途径、蛋白结构域、KOG/COG 分类、FunCate2 分类。②功能富集分析：使用 Fisher 精确检验方法，描述特定属性蛋白群体（差异表达的蛋白、发生修饰的蛋白等）潜在调控的生理过程。其包含 GO 分类富集分析、KEGG 通路富集分析、蛋白结构域富集分析和蛋白复合物富集分析。③功能富集聚类分析：使用分层聚类的方法，研究不同实验处理条件对特定属性全蛋白群体生理过程调控的影响。④表达模式聚类分析：使用 Mfuzz 聚类方法对蛋白在不同处理条件（不同处理时间或药物浓度）下表达谱的聚类分析，可直观反映出处理时间或药物浓度与蛋白表达水平的关系。对得到的不同表达模式分类可以做进一步的功能富集聚类分析，揭示药物潜在作用的蛋白与生理功能。⑤修饰位点 motif 分析：分析翻译后修饰位点附近氨基酸分布情况，预测与该种修饰类型潜在相关的保守序列区间。分析结果与蛋白结构域的联系，为研究该种修饰类型作用和调控机制研究提供参考依据。

4.4 蛋白质组学与疾病

现在，蛋白质组学已广泛应用于人类一些疾病的研究中，如癌症及心血管系统、内分泌系统、神经系统疾病和感染性疾病等。癌症发病迅速，一旦恶变，便会威胁到患者生命健康。要解决癌症预防和治疗的问题，必须从基因型深入到表型，相比基因，蛋白质更适合作为一个动态的生化指标，其状态的改变更为直接地反映了疾病的发生和发展状况。蛋白质组学不仅在早期诊断方面，在疾病预防、疗效监测、判断预后等多方面也都有着巨大的潜力。将蛋白质组作为常规监测手段，对癌症患者进行个性化蛋白质组表征，可为更快速、更精准地用药提供指导。

4.4.1 癌症发病机制研究

蛋白质组学技术为探索癌症发病机制提供了有力的工具。鼻咽癌是一种起源于鼻咽上皮的鳞状细胞恶性肿瘤，其发生与 EB 病毒感染有关，解剖位置隐蔽，种族和地理分布显著，局部发生或转移发生率高[37]。尽管放疗和化疗在鼻咽癌的治疗中有效，但局部复发和远处转移仍然是治疗失败的主要原因。深入了解鼻咽癌的分子变化和发病机制，有助于鼻咽癌的诊断、监测、治疗和疗效预测的一体化。蛋白质组学研究已经涵盖了鼻咽癌发病机制的各个方面，包括①EB 病毒及其编码产物参与 p53 介导的信号转导途径，NF-κB 途径，鼻咽癌血管生成、转移和氧化应激反应途径；②鼻咽癌患者分泌的蛋白质组不同于正常对照，在肿瘤与宿主间的串扰、调节血管生成、免疫反应、细胞增殖和肿瘤侵袭中发挥着独特的作用；③在不同的细胞系模型和鼻咽癌间质等显微解剖组织中，研究与鼻咽癌转移相关的蛋白质组学特征，揭示了多种与转移相关的生物标志物及蛋白磷酸化和线粒体蛋白质组的改变；④在蛋白质组学研究中，探索了鼻咽癌的放射耐药和化疗耐药机制及对放疗和化疗敏感的蛋白生物标志物；⑤蛋白质相互作用机制的研究解释了鼻咽癌细胞逃避免疫识别和消除的分子机制；⑥鉴定鼻咽癌组织病理亚型和不同 TNM 分期的差异表达蛋白，可为了解鼻咽癌的发生发展和早期发现鼻咽癌提供线索[38]。随着蛋白质组学分析的增加，鼻咽癌蛋白质组学特征正在进一步深化和扩展我们对鼻咽癌发生发展过程中分子畸变的认识，但仍有许多有待揭示。蛋白质组学的进展有助于破译鼻咽癌的分子发病机制及其与 EB 病毒的病因学联系，对此的洞察将为未来的研究设定目标和方向。通过蛋白质组学鉴定的鼻咽癌可用潜在生物标志物应在大样本和多中心中进行测试和验证，以估计其临床价值。

4.4.2　癌症生物标志物研究

在过去的几十年中，随着蛋白质组学研究技术的不断发展，许多癌症的早期诊断和准确预后都取得了实质性的进展。血浆被认为是蛋白质组分析的合适基质，有望实现癌症生物标志物的全面筛选和鉴定，有可能使癌症诊断和个性化医疗发生革命性变化。血浆蛋白质组是人体内最复杂的蛋白质组之一，含有来自多个器官和组织的分泌蛋白，蛋白质组学技术能够对蛋白质进行大规模和深入的研究，特别是以高通量的方式筛选复杂生物基质中的潜在生物标志物。生物标志物作为致病过程和对治疗干预的药理学反应的指标，使我们能够准确地预测病理生理学及了解治疗如何改变它[39]。前列腺癌是全世界男性中第二常见的癌症，前列腺作为合成和分泌生物液体的腺体，极有可能在恶性转化过程中释放潜在的生物标志物。前列腺特异性抗原（prostate-specific antigen，PSA）是一种特征性很好的生物标志物，已被证明在血浆中的浓度高于 4ng/ml 时指示前列腺癌的风险[40]。肝细胞癌（hepatocellular carcinoma，HCC）是一种常见类型的原发性肝癌，在世界范围内，是癌症相关死亡的第三大主要原因。研究人员从肝细胞癌和肝硬化患者血浆中提取的蛋白质组学分析显示，与肝硬化对照组相比，骨桥蛋白（一种细胞外基质蛋白）在肝细胞癌患者血浆中异常上调，这表明骨桥蛋白可能成为肝细胞癌的生物标志物[41]。肺癌是全世界最致命的人类癌症之一，晚期非小细胞肺癌患者生存率极低，需要生物标志物或生物标志物组合，以便在转移发生之前早期诊断这种恶性肿瘤。研究人员使用大型单克隆抗体库来筛选非小细胞肺癌患者的血浆生物标志物，结果表明补体成分 9、结合珠蛋白、补体因子 H、抗糜蛋白酶和富含亮氨酸-α_2-糖蛋白 1 可作为肺癌生物标志物[42]。寻找新的生物标志物仍然是结直肠癌研究的优先事项，因为没有任何生物标志物显示出临床使用所需的灵敏度和特异性。蛋白质组学包括旨在发现正常和疾病状态之间蛋白质表达差异的强大技术。研究人员采用 2D-PAGE 和 MS 技术比较肿瘤和黏膜的蛋白质组学特征，确定核苷二磷酸激酶 A（nucleoside diphosphate kinase A，NDKA）作为结直肠癌的候选生物标志物。最后，使用 ELISA 试剂盒对来自筛选队列的个体的血清样本进行了验证。结果表明，血清 NDKA 是筛查结直肠癌的潜在生物标志物[43]。

4.4.3 癌症治疗靶点的发现

蛋白质组学研究技术也被广泛应用于癌症治疗靶点的发现。我国科学家通过测定早期肝细胞癌的蛋白质组表达谱和磷酸化蛋白质组图谱，发现了肝细胞癌精准治疗的潜在治疗新靶点，这一重要研究成果于 2019 年 2 月 28 日发表于 *Nature* 杂志。研究人员对 110 对与乙型肝炎病毒感染相关的临床早期肝细胞癌的肿瘤和非肿瘤组织进行了特征分析，将目前临床上认为的早期肝细胞癌患者分成三种蛋白质组亚型：S-Ⅰ、S-Ⅱ和 S-Ⅲ，每个亚型都有不同的临床结果。以胆固醇稳态紊乱为特征的 S-Ⅲ亚型与一线手术总生存率最低和预后不良风险最大相关。S-Ⅲ亚型肝细胞癌患者的蛋白质组数据显示，胆固醇代谢通路发生了重编程，其中胆固醇酯化酶高表达的患者具有最差的预后。通过抑制候选药靶——胆固醇酯化酶 SOAT1，能减少细胞质膜上的胆固醇水平，有效抑制肿瘤细胞的增殖和迁移。在肝细胞癌患者来源异种移植瘤小鼠模型中，SOAT1 抑制剂可显著降低 SOAT1 高表达的肿瘤大小。本研究中提出的早期肝细胞癌的蛋白质组学分层，有助于对该癌症的肿瘤生物学进行深入了解，并为肝细胞癌的个性化治疗提供了可能[44]。这是我国科学家在肝细胞癌蛋白质组领域研究取得的重大突破，具有广泛的社会应用价值。

　　近年来，由于样品制备、质谱和用于数据分析的机器学习应用方面的实质性进展，蛋白质组学研究飞速发展，导致了癌症诊断、治疗和预后方面的革命性变化。在可预见的未来，我们甚至可以想象这样的场景：在床边将临床样本进行质谱测试，获得多维蛋白质组图谱，确定分子亚型，制订个性化和阶段性治疗方法。

　　为了深入了解后基因组时代的生物复杂性，对蛋白质及其功能的系统研究正在进行中。研究生命现象，阐述生命活动的规律，必须对生命活动的直接执行者——蛋白质进行全面深入的研究，蛋白质的表达不仅取决于基因，还与机体所处的内外环境及机体本身的生理状态有关。蛋白质组学是对蛋白质组进行表征，包括鉴定蛋白质的表达、结构、功能、相互作用和修饰等，对疾病的早期诊断、预后和监测疾病的发展至关重要。此外，作为靶分子，它在药物开发中也起着至关重要的作用，蛋白质组将成为 21 世纪生命科学研究的主要任务，精准医疗离不开蛋白质组学。

参 考 文 献

[1] Kim M S, Pinto S M, Getnet D, et al. A draft map of the human proteome[J]. Nature, 2014, 509(7502): 575-581.

[2] Wilhelm M, Schlegl J, Hahne H, et al. Mass-spectrometry-based draft of the human proteome[J]. Nature, 2014, 509(7502): 582-587.

[3] Bose U, Wijffels G, Howitt C A, et al. Proteomics: Tools of the Trade[M]// Capelo-Martínez J L. Emerging Sample Treatments in Proteomics. Switzerland: Springer, Cham, 2019: 1-22.

[4] Catherman A D, Skinner O S, Kelleher N L. Top down proteomics: facts and perspectives[J]. Biochemical and Biophysical Research Communications, 2014, 445(4): 683-693.

[5] Cox J, Mann M. Is proteomics the new genomics[J]. Cell, 2007, 130(3): 395-398.

[6] Zhang Z, Wu S, Stenoien D L, et al. High-throughput proteomics[J]. Annual Review of Analytical Chemistry, 2014, 7: 427-454.

[7] Legrain P, Aebersold R, Archakov A, et al. The human proteome project: current state and future direction[J]. Molecular & Cellular Proteomics, 2011, 10(7): M111. 009993.

[8] Zheng J, Gao X, Beretta L, et al. The human liver proteome project (HLPP) workshop during the 4th HUPO world congress[J]. Proteomics, 2006, 6(6): 1716-1718.

[9] Omenn G S. The HUPO human plasma proteome project[J]. Proteomics Clinical Applications, 2007, 1(8): 769-779.

[10] Aslam B, Basit M, Nisar M A, et al. Proteomics: technologies and their applications[J]. Journal of Chromatographic Science, 2017, 55(2): 182-196.

[11] Akimoto M, Hokazono E, Ota E, et al. Highly sensitive reversed-phase high-performance liquid

chromatography assay for the detection of Tamm-Horsfall protein in human urine[J]. Annals of Clinical Biochemistry, 2016, 53 (Pt 1): 75-84.

[12] Patel R. MALDI-TOF MS for the diagnosis of infectious diseases[J]. Clinical Chemistry, 2015, 61 (1): 100-111.

[13] Hansen HG, Overgaard J, Lajer M, et al. Finding diabetic nephropathy biomarkers in the plasma peptidome by high-throughput magnetic bead processing and MALDI-TOF-MS analysis[J]. Proteomics Clinical Applications, 2010, 4 (8-9): 697-705.

[14] Kitova E N, El-Hawiet A, Schnier P D, et al. Reliable determinations of protein-ligand interactions by direct ESI-MS measurements. Are we there yet[J]. Journal of the American Society for Mass Spectrometry, 2012, 23 (3): 431-441.

[15] Hofstadler S A, Sannes-Lowery K A. Applications of ESI-MS in drug discovery: interrogation of noncovalent complexes[J]. Nature Reviews Drug Discovery, 2006, 5 (7): 585.

[16] Gooley A A, Ou K, Russell J, et al. A role for Edman degradation in proteome studies[J]. Electrophoresis, 1997, 18 (7): 1068-1072.

[17] Niall H D. Automated edman degradation: the protein sequenator[J]. Methods in Enzymology, 1973, 27: 942-1010.

[18] Kline K G, Wu C C. MudPIT Analysis: Application to Human Heart Tissue[M]// Peirce M J. Wait R, Membrane Proteomics. Humana Press, 2009: 281-293.

[19] Zhu H, Snyder M. Protein chip technology[J]. Current Opinion in Chemical Biology, 2003, 7 (1): 55-63.

[20] Scarlett C J, Smith R C, Saxby A, et al. Proteomic classification of pancreatic adenocarcinoma tissue using protein chip technology[J]. Gastroenterology, 2006, 130 (6): 1670-1678.

[21] Issaq H J, Veenstra T D. Two-dimensional polyacrylamide gel electrophoresis (2D-PAGE): advances and perspectives[J]. Biotechniques, 2008, 44 (5): 697-700.

[22] Anderson L, Anderson N G. High resolution two-dimensional electrophoresis of human plasma proteins[J]. Proceedings of the National Academy of Sciences, 1977, 74 (12): 5421-5425.

[23] Marouga R, David S, Hawkins E. The development of the DIGE system: 2D fluorescence difference gel analysis technology[J]. Analytical and Bioanalytical Chemistry, 2005, 382 (3): 669-678.

[24] Aggarwal S, Yadav A K. Dissecting the iTRAQ Data Analysis[M]//June K. Statistical Analysis in Proteomics. New York: Humana Press, 2016: 277-291.

[25] Wiese S, Reidegeld K A, Meyer H E, et al. Protein labeling by iTRAQ: a new tool for quantitative mass spectrometry in proteome research[J]. Proteomics, 2007, 7 (3): 340-350.

[26] Ding W, Qiu B, Cram D S, et al. Isobaric tag for relative and absolute quantitation based quantitative proteomics reveals unique urinary protein profiles in patients with preeclampsia[J]. Journal of Cellular and Molecular Medicine, 2019, 23(8):5822-5826.

[27] Ong S E, Mann M. A practical recipe for stable isotope labeling by amino acids in cell culture (SILAC)[J]. Nature Protocols, 2006, 1 (6): 2650.

[28] Ong S E. The expanding field of SILAC[J]. Analytical and Bioanalytical Chemistry, 2012, 404 (4): 967-976.

[29] Hu H F, Xu W W, Wang Y, et al. Comparative proteomics analysis identifies Cdc42-Cdc42BPA signaling as prognostic biomarker and therapeutic target for colon cancer invasion[J]. Journal of Proteome Research, 2017, 17(1): 265-275.

[30] Blagoev B, Kratchmarova I, Ong S E, et al. A proteomics strategy to elucidate functional protein-protein interactions applied to EGF signaling[J]. Nature Biotechnology, 2003, 21(3): 315.

[31] Mittler G, Butter F, Mann M. A SILAC-based DNA protein interaction screen that identifies candidate binding proteins to functional DNA elements[J]. Genome Research, 2009, 19(2): 284-293.

[32] Butter F, Scheibe M, Mörl M, et al. Unbiased RNA-protein interaction screen by quantitative proteomics[J]. Proceedings of the National Academy of Sciences, 2009, 106(26): 10626-10631.

[33] Ong S E, Blagoev B, Kratchmarova I, et al. Stable isotope labeling by amino acids in cell culture, SILAC, as a simple and accurate approach to expression proteomics[J]. Molecular & Cellular Proteomics, 2002, 1(5): 376-386.

[34] Wiley C D, Liu S, Limbad C, et al. SILAC analysis reveals increased secretion of hemostasis-related factors by senescent cells[J]. Cell Reports, 2019, 28(13): 3329-3337. e5.

[35] Fricke F, Michalak M, Warnken U, et al. SILAC-based quantification of TGFBR2-regulated protein expression in extracellular vesicles of microsatellite unstable colorectal cancers[J]. International Journal of Molecular Sciences, 2019, 20(17): 4162.

[36] Lin L, Zheng J, Yu Q, et al. High throughput and accurate serum proteome profiling by integrated sample preparation technology and single-run data independent mass spectrometry analysis[J]. Journal of Proteomics, 2018, 174: 9-16.

[37] Wei W I, Sham J S T. Nasopharyngeal carcinoma[J]. The Lancet, 2005, 365(9476): 2041-2054.

[38] Xiao Z, Chen Z. Deciphering nasopharyngeal carcinoma pathogenesis via proteomics[J]. Expert Review of Proteomics, 2019, 16(6): 475-485.

[39] Huang Z, Ma L, Huang C, et al. Proteomic profiling of human plasma for cancer biomarker discovery[J]. Proteomics, 2017, 17(6): 1600240.

[40] Gann P H, Hennekens C H, Stampfer M J. A prospective evaluation of plasma prostate-specific antigen for detection of prostatic cancer[J]. JAMA, 1995, 273(4): 289-294.

[41] Shang S, Plymoth A, Ge S, et al. Identification of osteopontin as a novel marker for early hepatocellular carcinoma[J]. Hepatology, 2012, 55(2): 483-490.

[42] Guergova-Kuras M, Kurucz I, Hempel W, et al. Discovery of lung cancer biomarkers by profiling the plasma proteome with monoclonal antibody libraries[J]. Molecular & Cellular Proteomics, 2011, 10(12): M111. 010298.

[43] Álvarez-Chaver P, De Chiara L, Martínez-Zorzano V S. Proteomic Profiling for Colorectal Cancer Biomarker Discovery[M]// Beaulieu J F. Colorectal Cancer. New York: Humana Press, 2018: 241-269.

[44] Jiang Y, Sun A, Zhao Y, et al. Proteomics identifies new therapeutic targets of early-stage hepatocellular carcinoma[J]. Nature, 2019, 567(7747): 257.

5

表观遗传学与精准医疗

表观遗传学是指在不改变 DNA 序列的前提下通过某些机制引起可遗传的基因表达或细胞表现型的变化，是传统遗传学的重要补充。表观遗传学是 20 世纪 80 年代逐渐兴起的一门学科，表观遗传主要包括 DNA 修饰、RNA 干扰、组蛋白修饰等，不同于基因序列，个体细胞内的表观遗传修饰并非静止不变，而是随着环境变化而发生变化。表观遗传学初期的定义有很多种，导致了表观遗传学代表什么这一问题发生分歧。表观遗传学最初是作为后生论和遗传学的合词而提出的，当时人们对基因的物理性质及其在遗传中的作用还不清楚，使用该词语是表示基因可能与环境相互作用，并产生新的表型。其后 Robin Holliday 将表观遗传学定义为"在复杂有机体的发育过程中，对基因活性在时间和空间中调控机制的研究"[1]，现在科学界对表观遗传学有更严格的定义。2008 年的冷泉港会议达成了关于表征遗传学的共识，即"由染色体改变所引起的稳定的可遗传的表现型，而非 DNA 序列的改变"。针对不同的表观遗传修饰，研究者们开发出了不同的方法对其进行检测和研究，使得人们对表观遗传的调控机制了解得越来越深入。

5.1　表观遗传学研究现状

随着高通量测序技术的发展，研究者们逐渐能够从全基因组水平扫描表观遗传修饰的变化情况，从而积累更多精准而丰富的认识，这种在基因组水平上对表观遗传修饰的研究即为表观基因组学。与人类基因组计划的研究类似，表观基因组学的研究可以极大地拓展人类对基因组的认知，如发现和注释基因组的功能调控元件，描绘关键的基因表达调控区域等，并且表观基因组学的发展也大大促进了人类对疾病的认知，如肿瘤的发生等。基于这种情况，相关合作计划应运而生。

5.1.1　DNA 元件百科全书

DNA 元件百科全书（Encyclopedia of DNA Elements，ENCODE）计划是由美国国家人类基因组研究所于 2003 年提出并启动，目的是探索人类细胞 DNA 调控元件的功能，其主要目标是全面了解人类基因组中的功能元件，主要指非编码功能元件[2]。ECONDE 计划主要分为四个阶段，其中第一个阶段为实验阶段，仅对 1% 的人类基因组序列进行了功能解析；第二阶段和第三阶段分别对人类和实验小鼠进行了全基因组的功能解析，并且增加了对线虫和果蝇基因组的研究；现正进行的第四阶段主要是继续扩展对人类和小鼠基因组的了解。ENCODE 4 试图通过研究更广泛的生物样本（包括与疾病有关的样本）及采用 ENCODE 以前未使用的新颖测定方法，来扩大对人和小鼠基因组中候选调控元件的研究。为了使科研人员能够最大限度地访问 ENCODE 研究成果，所有数据都在数据库中共享，而无须进行受控访问，所有新获得的人类生物学样品也均可不受限制地访问。

ENCODE 计划使用高通量测序技术，对人类基因组上所有候选的调控功能元件进行详细的注释，大大促进了对人类基因组的理解，相关的数据均可以在其主页网站进行检索（https://www.encodeproject.org/）[3]。ENCODE 计划在不同层次对人类基因组进行了注释，在编码基因层面注释了详细的转录本信息，如转录起始位点、可变剪接位点、转录方向等；在作用元件层面则注释了启动子、增强子、绝缘子等；此外还有转录因子结合位点及染色质构象等层面[3]。ENCODE 计划利用染色体解聚片段对核酸酶敏感性增加这一特性，使用 DNase 超敏感位点（DNase hypersensitive site，DHS）测序技术定义了染色质可访问区域[4]，利用转录因子和组蛋白的 ChIP-seq 技术全面描述了基因组转录调控[5]。组蛋白与 DNA 的结合可以使染色质的结构改变，使物理距离较远的不同功能元件在三维空间中结合并相互作用，ENCODE 计划使用 5C 技术阐释了部分细胞类型的基因组中物理距离较远的功能元件在空间上相互作用，调控目的基因的表达[6]。

5.1.2 表观基因组路线

为了更好地研究新的药物靶点及进行新药开发，2008 年美国国立卫生研究院（NIH）拨款 2.4 亿美元用于表观遗传学机制研究，尤其是重大疾病方面，此计划被称为表观基因组学路线图计划（Roadmap Epigenomics Project）。该计划利用围绕下一代测序技术构建的实验流水线来绘制干细胞和原代离体组织中基因组的 DNA 甲基化、组蛋白修饰、染色质可访问区域等，并期望为将来的广泛研究提供比较和整合的框架或参考。该计划还旨在通过快速发布原始序列数据、表观基因组学特征的概况及向科学界提供更高级别的综合图谱，缩小数据生成与公众传播之间的距离，此外还致力于协议、试剂和分析工具的开发，以使研究团体能够利用、整合和扩展这些数据。此计划现已详细绘制了大量正常组织类型和一些重大疾病的表观遗传学图谱，包括胚胎干细胞、成体细胞、肿瘤细胞系等，这些数据均可在其主页进行访问（http://www.roadmapepigenomics.org/），除了大量不同类型的细胞表观遗传学图谱，此计划还开发了一系列工具软件，其也可在本网站进行访问并使用。

5.1.3 国际人类表观遗传学合作组织

国际人类表观遗传学合作组织（International Human Epigenome Consortium，IHEC）在巴黎成立，由来自美国、英国、法国、加拿大、意大利等国家的顶级生物学家们共同参与。这个国际组织计划在第一个阶段通过研究 1000 例样本提出参考表观基因组，并筹集资金 1 亿 3000 万美元，组织内部参与者必须无偿交流各自的实验数据。目前，IHEC 实施的子计划有两个：表观基因组平台计划和疾病表观基因组计划。其中表观基因组平台计划由加拿大表观遗传学、环境和健康研究联盟（CEEHRC）实施管理，疾病表观基因组计划其实是日本科技部推出的科学技术发展推进核心项目中的领头计划（leading program）。

IHEC 通过从广泛的组织和细胞类型集合归纳"转录调控组""甲基化组""转录组"等相关特征，规范其参考坐标，制作了表观基因组图谱，定义数据的兼容性并建立开发了一个支持数据集成、分析和共享的门户网站（http://epigenomesportal.ca/ihec），提供了由 7 个国际组织共享的、超过 7000 例表观遗传学数据集，其来源超过 600 例组织。

5.2 表观遗传学研究技术

5.2.1 DNA 甲基化研究方法

DNA 甲基化是一种表观遗传机制，是通过向 DNA 碱基中添加一个甲基（—CH$_3$）基团，从而影响基因的转录表达及染色质的稳定性[7, 8]。研究最广泛的 DNA 甲基化过程是在胞嘧啶（cytosine）的 5 位碳上共价加成甲基，产生 5-甲基胞嘧啶（5-mC），也被非正式地称为 DNA 的"第五碱基"。在哺乳动物中，基因组中约 1.5% 的 DNA 中含有 5-mC[9]。在体细胞中，5-mC 几乎仅在 CpG 二核苷酸位点下发生，其中胞嘧啶核苷酸位于鸟嘌呤核苷酸近侧，在非 CpG 环境下胚胎干细胞中也可以观察到大量的 5-mC[10, 11]。当基因启动子区域的 CpG 岛被甲基化时，该基因的表达被抑制。

DNA 甲基化受一系列 DNA 甲基转移酶（DNMT1、DNMT2、DNMT3A、DNMT3B、DNMT3L）的调控，DNMT1 负责维持全基因组 DNA 甲基化水平，如在复制过程中，将母链的甲基化情况传递给子链；DNMT3A 和 DNMT3B 优先选择未甲基化的 CpG 二核苷酸，进而导致新甲基化的形成；与 DNMT3A 和 DNMT3B 高度同源的 DNMT3L 则协助新甲基化的形成[12]。另外，在基因组的某些区域，特别是重复元件方面，还需要不同 DNMT 之间的合作。如前所述，人们普遍认为 DNMT1 在 DNA 合成过程中主要充当"维护"甲基化酶的角色，而 DNMT3A 和 DNMT3B 在开发中充当"从头"甲基化酶的角色。然而，越来越多的证据表明，DNMT1 可能也是基因组 DNA"从头"甲基化所必需的，并且 DNMT3A 和 DNMT3B 有助于维持复制过程中的甲基化[13, 14]。

另外，DNA 去甲基化是指从 DNA 碱基上去除甲基基团，这一过程对维持细胞的正常新陈代谢十分重要。DNA 去甲基化过程对基因的表观遗传重编程是必需的，并且直接参与许多重要的疾病机制，如肿瘤进展等[15]。DNA 去甲基化可以是被动的，也可以是主动的。DNA 被动去甲基化是由于缺少甲基化维持酶，甲基化的胞嘧啶在基因组中被稀释掉；DNA 主动去甲基化则是由于 5-mC 被 10-11 易位酶（ten-eleven translocation，TET）氧化为 5-mC 的氧化衍生物[16]。

在哺乳动物中，大多数 CG 二核苷酸在胞嘧啶残基上被甲基化，基因启动子区中的 CG 二核苷酸则倾向被保护而免受甲基化。尽管没有发现 DNMT 突变或缺陷与肿瘤发展有因果关系，但 DNA 甲基化缺陷与癌症密切相关，这很可能是由于它们在胚胎发育发生过程中发挥着重要的作用。癌症的表观遗传标志包括 CpG 岛的整体 DNA 低甲基化和基因座特异性高甲基化，到目前为止，所有研究过的肿瘤样本均表现出 DNA 甲基化的整体减少[15]。低甲基化通常是由于高甲基化重复元件（包括微卫星序列和逆转座子 LINE 等）甲基化的丧失，导致了基因组的不稳定和癌相关基因激活。基因座特异的甲基化通常发生在抑癌基因的启动子 CpG 岛处，进而导致基因表达被抑制[17]。DNA 的甲基化可能会在物理上阻碍转录因子与基因的结合，更重要的是，甲基化的 DNA 可以通过与其他表观遗传修饰（如组蛋白、核小体、非编码 RNA 等）相互作用而参与染色体的形成，并参与 ATP 依赖的染色质重塑[15]。

尽管可以从不考虑局部 DNA 甲基化水平变化的角度去分析基因组整体的 DNA 甲基化水平，也可以利用限制性内切酶的甲基化敏感性差异来分析局部 DNA 的甲基化状态，但是随着高通量测序技术的发展，亚硫酸氢盐测序法成为常用的技术手段，用来分析基因组单碱基水平的 DNA 甲基化状态。研究人员通常会进行全基因组甲基化分析，以鉴定已处理或未处理样品之间的甲基化差异区域，从而揭示可能参与基因转录调控的功能区域。另外，甲基化差异区域也可以用作生物标记或表观遗传治疗的潜在靶标。

亚硫酸氢盐测序（图 5.1，彩图 5.1）是在常规测序之前使用亚硫酸氢盐处理 DNA 来确定甲基化模式。用亚硫酸氢盐处理 DNA 可将胞嘧啶残基（C）转化为尿嘧啶（U），但不会影响 5-mC 残基。因此，亚硫酸氢盐处理在 DNA 序列中引起了特定的变化（具体取决于各个胞嘧啶残基的甲基化状态），从而产生了有关 DNA 片段甲基化状态的单核苷酸分辨率信息。对于甲基化组分析而言，亚硫酸氢盐测序是现今普遍使用的方法，但亚硫酸氢盐转化过程会损伤和降解 DNA，造成 DNA 片段化和丢失，而酶学转化法甲基化建库方案能够最大限度地减少 DNA 损

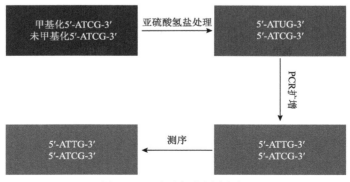

图 5.1　亚硫酸氢盐测序原理

伤，它带来了更卓越的 5-mC 检测灵敏度、更高的比对率、更均一的 GC 覆盖度，进而能够从有限的测序数据中检测到更多的 CpG 位点。

5.2.2 染色质免疫沉淀测序技术

蛋白质与 DNA 相互作用在调节基因表达和维持基因组完整性中起着至关重要的作用。这些蛋白包括转录因子（transcription factor，TF）、组蛋白等，检测与特定转录因子和组蛋白结合的 DNA 序列极大地扩展了我们对基因组在不同组织和发育阶段中调节特异基因表达的理解。染色质免疫沉淀（chromatin immunoprecipitation，ChIP）常常被用来研究蛋白质与 DNA 之间的相互作用，随着高通量技术的发展，染色质免疫沉淀测序（ChIP-seq）技术产生并用来识别转录因子和其他蛋白质全基因组范围内 DNA 的结合位点。

ChIP-seq（图 5.2，彩图 5.2）通常从 DNA-蛋白质复合物的交联开始，然后将样品片段化并用核酸外切酶处理以修剪未结合的寡核苷酸。蛋白特异性抗体用于免疫沉淀 DNA-蛋白复合物。接着，提取 DNA 并进行测序，从而获得蛋白质结合位点的高分辨率序列。

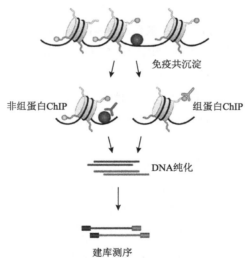

图 5.2 ChIP-seq 技术基本原理[18]

5.2.3 开放染色质测序

在基因组中，大部分的染色质紧密缠绕在细胞核内，不具有转录活性。染色质重塑作用可以使部分致密的染色质变得松散，这部分松散的染色质被称为开放染色质（open chromatin）或可接近性染色质（accessible chromatin）。开放染色质反映了染色质转录活跃程度，结合其他 DNA 修饰（如甲基化）信息，特定条件下的染色质开放性变化可以提供大量的基因表达调控信息，为各种蛋白结合新位点的发现指明方向。更有趣的是，染色质开放性变化往往是各种应激反应（stimulus response）、抗逆反应（stress response）或者发育阶段过渡（transition）发生时非常早期的细胞学事件。在癌症早期诊断和治疗、农作物逆境胁迫的早期防治等方面，染色质结构研究可以提供非常上游的宝贵信息。

开放染色质的方法主要有两种，分别是酶处理测序和转座酶可及染色质测序（assay for transposase-accessible chromatin using sequencing，ATAC-seq）。

5.2.3.1 酶处理测序

酶处理测序主要有两种，分别是 DNase-seq（限制性内切酶处理测序）和 MNase-seq（限制性外切酶处理测序）。DNase-seq 是指使用限制性内切酶（DNase）对样品进行了片段化处理。在染色质致密区域，DNA 链被致密结构很好地保护起来，使得限制性内切酶无法接近这些区域，只能切割开放区域的 DNA。同样，在开放区域，缠绕在核小体上的 DNA 被核小体结构所保护，只有核小体之间的 DNA 序列能够被 DNase 切割，这些区域内能够被 DNase 切割的位点被称为 DNase 超敏感位点（DNase hypersensitive site，DHS）。该测序方式已经被广泛应用在各个物种中，可靠性得到了很好的验证。定向切割开放区域内的 DHS，而不会切割受保护的区域，可以通过 DNase-seq 推测核小体可能的位置和染色质开放性的变化。DNase 存在切割偏好性，虽然可以通过计算消除这种偏好，但是得到的序列信息不能完全还原开放区域内无保护序列。

另外还有一种与 DNase-seq 相似的方法——MNase-seq。MNase-seq 使用的酶是限制性外切酶，其将不受保护的区域切除，只余下核小体上缠绕的 DNA 序列。该测序方法同样被广泛应用到了很多物种中。结合其他方法，MNase-seq 可以探测和核小体相关的调控因子，如 ChIP-seq。MNase 的切割同样具有偏好性，AT 含量更高的区域更容易被切割。

5.2.3.2 转座酶可及染色质测序

ATAC-seq 是使用转座酶来研究染色质可接近性的方法，该技术于 2013 年首次提出并被描述为 DNase-seq 和 MNase-seq 的更高级替代方法，比 DNase-seq 或 MNase-seq 对表观基因组的分析更快、更灵敏[19]。

ATAC-seq（图 5.3，彩图 5.3）通过使用活跃的 Tn5 转座酶突变体探测开放的染色质，进而识别可访问的 DNA 区域，该突变体将测序接头插入基因组的开放区域。因为 Tn5 转座酶不具有切割能力，能够完整地将整个开放区域的序列直接捕获下来，所以 ATAC-seq 现在被广泛应用到开放染色体的测序当中。ATAC-seq 对样本数量的要求较低，单细胞 ATAC-seq 的方法也已经被开发出来，但存在假阴性，并且建库的准备工作较为烦琐，试剂比较昂贵。现在一般在使用 ATAC-seq 的基础上结合其他测序手段（如 ChIP-seq 或 RNA-seq），进行多组学分析。

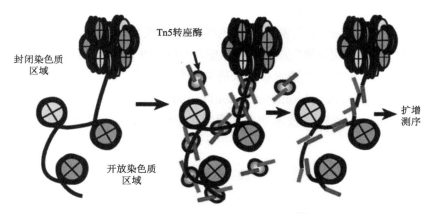

图 5.3 ATAC-seq 技术基本原理[20]

ATAC-seq 也已用于研究人类癌症组织中全基因组的染色质开放性模式，如使用 ATAC-seq 方法研究一个新的食管癌细胞系 MFD-1 与经典的食管癌细胞系 OE33 和人食管上皮细胞 HET-1A 的异同，进行 MFD-1 癌细胞特性研究，绘制 MFD-1 染色质开放位点图谱。和正常上皮细胞相比，MFD-1 特异的染色质开放位点显著富集 *CTCF*、*NFY*、*Meis3*、*Nrf2* 的基序，且这些位点附近基因与上皮癌及消化道肿瘤相关的功能有关[21]。

现已通过改进 ATAC-seq 实验方法开发出了单细胞 ATAC-seq 技术（scATAC-seq），scATAC-seq 通过使用微流控技术或液体沉积系统分离单个细胞并单独进行 ATAC-seq。该技术使用条形码数量来测量数千个单细胞中的染色质开放性。每个实验可产生 10 000～100 000 个细胞的表观基因组图谱[22]。

5.2.4 3D 染色质捕获技术

细胞处于动态平衡的状态下，以此来行使其内的各种生物学功能，包括基因表达、DNA 复制、DNA 修复和重组。在不同的细胞或在不同细胞周期中，基因组的不同区域必须从高保真度压缩中释放出来，以响应系统的变化需求[23]。实际上，越来越多的研究表明，三维核空间中的染色质本身就是影响基因调控和系统控制多个基因座表达的可能因素。染色质构象的局部变化，如由异常的 DNA 甲基化和组蛋白修饰引发的变化，是肿瘤发生的动力[24]。由于局部染色质构象既受高级染色质构象的影响，又影响高级染色质包装，因此染色质包装中的错误可能会干扰细胞内平衡。随着人们对染色质三维结构影响各种生物过程的理解更加深入，对染色质三维结构的研究已发展成为一个研究热点[25]。

2002 年，Dekker 等[26]发展了染色体构象捕获（chromosome conformation capture，3C）技术，用于研究细胞内染色质之间的相互作用。而且随后一系列基于 3C 技术的染色体构象捕获技术被用来研究染色质长距离的相互作用，如环状染色体构象捕获（circular chromosome conformation capture，4C）技术、3C 碳拷贝（3C-carbon copy，5C）技术和全基因组水平染色体构象捕获（Hi-C）技术等（图 5.4，彩图 5.4）。

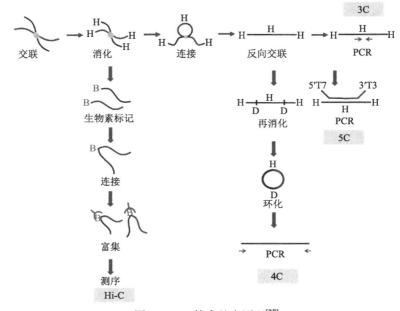

图 5.4 3C 技术基本原理[27]

（1）3C（一对一）

染色体构象捕获（3C）实验量化了一对基因组基因座之间的相互作用。其基本原理是使用甲醛等交联试剂固定染色质，然后用限制性内切酶切割蛋白质-DNA 交联产物产生黏性末端后，使用连接酶进行连接并使用特异引物进行 PCR。3C 可用于检测候选启动子-增强子的相互作用，通过 PCR 产物的丰度推测它们之间相互作用的强弱。另外，3C 一般要求相互作用的 DNA 片段之间的距离在 5000 到数十万碱基之间，而很难研究几十万碱基以上距离相互作用的染色质片段。

（2）4C（一对多）

环状染色体构象捕获（4C）技术捕获一个基因座和所有其他基因组基因座之间的相互作用。类似于 3C 技术，4C 也需要首先进行交联、酶切和连接，它主要是在连接后进行二次酶切以创建自环化的 DNA 片段，用于执行反向 PCR。反向 PCR 允许扩增某一个特定序列及与其连接的未知序列。与 3C 技术相比，4C 技术不需要预先知道两个相互作用的染色质片段。

（3）5C（多对多）

3C 碳拷贝（5C）技术相对 3C 提高了实验检测的通量，可以同时检测上百个染色质片段之间的相互作用。5C 通常使用通用引物连接酶切获得的片段，然后进行 PCR 扩增并测序。5C 技术克服了连接步骤的连接问题，可用于构建特定目标基因座的复杂相互作用。由于全基因组需要数百万个 4C 引物，因此这种方法不适合检测全基因组复杂的相互作用。

（4）Hi-C（全部对全部）

Hi-C 使用高通量测序来找到片段的核苷酸序列，并使用配对末端测序，该配对末端测序从每个连接片段的每个末端检索一个短序列，这样，对于给定的连接片段，获得的两个序列应代表在基于邻近的连接步骤中连接在一起的两个不同的限制性片段。将这对序列分别与基因组比对，可确定该连接事件中涉及的片段，从而可测试片段之间所有可能的成对相互作用。

另外，还有一些其他的技术，如双末端标签染色质相互作用测序（chromatin interaction analysis with pair-end tag sequencing，ChIA-PET）技术等，基于 3C 方法的这些技术带来了许多新的生物学认识，包括发现染色体的新结构特征、染色质环分类及对转录调节机制的进一步了解（破坏转录机制可能导致疾病）。3C 方法证明了调控元件与它们所调节的基因在空间上接近的重要性。例如，在表达球蛋白基因的组织中，β-球蛋白基因座控制区与这些基因形成环；而在不表达基因的组织中未发现该环[28]。该技术为进一步的模型生物和人类中染色体的遗传和表观遗传学研究提供了帮助。

5.3 表观遗传组学与疾病

5.3.1 表观遗传组学与癌症

癌症的致病遗传机制多样，不同癌症类型需要不同的疗法，甚至每种特定类型癌症致病因素和疗法也不尽相同。但是肿瘤起源组织与该组织的突变相关，并且肿瘤之间可能具有相似的表观遗传学模式。例如，Beckwith-Wiedemann 综合征患者的肿瘤发生频率增加了 1000 倍以上，该综合征是遗传异质性的，但是罹患癌症的风险与胰岛素样生长因子 2（IGF-2）基因印记丧失相关，这表明表观遗传学的改变先于癌症的发生，并增加了癌症发生的风险[29]。另外，表观遗传学的改变会导致癌症也体现在癌症与表观遗传之间的关系上。表观遗传修饰是维持染色体正常功能的重要机制，表观遗传修饰因子的突变会对基因组的稳定性产生广泛影响，进而导致癌症的发生。染色质重塑复合体（chromatin remodeling complex，CRC）是促进染色质拓扑和调节变化的重要蛋白质，外显子测序研究结果表明，超过 20%的癌症中有此类蛋白编码基因的突变，其中一些还被认为是肿瘤发生的关键驱动因子，尤其是一些罕见的癌症，如滑膜肉瘤、恶性横纹肌样瘤、透明细胞脑膜瘤等都可能由此类基因的突变导致[30]。

表观遗传修饰不仅与肿瘤的发生相关，也与肿瘤的发展密切相关。在癌症发展过程中，肿瘤细胞会从原发部位向渐进定植的远处器官移动，即肿瘤转移，大约有 90%的癌症患者死于转移。但在转移过程中，肿瘤细胞如何定植在微环境差异很大的远端组织中这一问题一直没有阐明。Teng 等在结直肠癌研究中发现肝转移的结直肠癌细胞在一定程度上获得了肝特异性基因表达模式，而与结肠特异性基因表达模式不同，也就是转移的肿瘤细胞可以模拟远端组织细胞的表达模式。这一过程与表观遗传修饰密切相关，并且肝脏特异性转录因子 FOXA2 和 HNF1A 与表观遗传修饰改变后的顺式作用元件结合，在结直肠癌转移细胞中诱导肝脏特异性基因的表达，帮助其更好地适应远端组织微环境而存活、增殖[31]。2012～2015 年研究人员通过检测表观基因组（epigenome）来获得大规模癌症表观基因组研究成果，鉴别出了有可能生成第 4 亚型髓母细胞瘤的细胞。通过研究表观基因组，他们还鉴别出了在以往的基因表达和突变研究中未见到的新信号通路和分子依赖性，这些研究结果为患者预后较差的第 3 和第 4 亚型髓母细胞瘤开辟了新的治疗途径[32]。

此外，表观遗传修饰也可以在一定程度上检测癌症发生。与 SNP 相比，DNA 甲基化标志物具有数量更多、信号更强、定位肿瘤等优势，因此血液循环游离 DNA（cfDNA）被认为是癌症无创早筛的有效手段。但是早期的亚硫酸盐测序法会导致大量的 DNA 降解，并且还存在覆盖率低、成本高等问题，使得 cfDNA 甲基化检测受到限制，2018 年加拿大 Shen 等[33]开发出一种分离、检测和描述低水平 DNA 甲基化的技术，并在早期胰腺癌、急性髓系白血病、结肠癌、乳腺癌等 7 种不同肿瘤患者和健康人中鉴定出可以区分不同癌症的特定甲基化图谱，表明 DNA 甲基化可以用于检测早期癌症。

5.3.2 表观遗传组学与精神疾病

精神疾病是一类遗传因素与环境因素共同作用所导致的疾病，而表观遗传学则是沟通环境因素与遗传因素之间的桥梁，因此大量的证据表明精神疾病与表观遗传相关。

抑郁症是一种全球性常见病，有超过 3 亿患者，并且在全球疾病经济负担中排名第二。分析显示，抑郁症的遗传率为 37%，但低于精神分裂症的 70%，近年来的研究表明表观遗传学机制在抑郁症发病中发挥着重要的作用。抑郁症严重时可引致自杀，Ernst 等[34]研究表明，自杀患者前额叶及海马区中酪氨酸激酶的表达量显著低于无自杀行为者，并且基因启动子区的甲基化水平显著增加，而抗抑郁药物并不能导致此基因发生变化。另外，Poulter 等[35]的研究也显示抑郁症自杀患者前额叶的 γ-氨基丁酸受体 $α_1$（$GABAα_1$）基因甲基化水平高且其表达水平降低。

5.3.3 表观遗传组学与心血管疾病

环境与遗传因素的共同作用是导致心血管疾病的重要原因，位于编码区内的碱基变异并非心血管疾病致病的全部因素，表观遗传修饰也发挥着十分重要的作用。动脉粥样硬化的病理机制大多是各种因素导致血管损伤，进而出现炎症反应，最终导致血管重塑，Pons 等[36]发现组蛋白乙酰转移酶（HAT）和组蛋白脱乙酰酶（HDAC）可以调控血管促炎因子 NF-κB 等相关基因的表达，促进血管发生病变。血细胞 DNA 甲基化水平可以作为心血管事件危险因素的标志物。长散布核元件 1（LINE-1）在基因组中处于高度重复区域，体细胞基因组中的 LINE-1 大多处于甲基化状态，并且其甲基化状态与全基因组甲基化状态相关。Baccarelli 等[37]在一项人群队列研究中发现心血管疾病患者的血液 DNA 甲基化水平较低，并且 LINE-1 低价甲基化的个体患缺血性心脏病和卒中等相关疾病的风险更高。

  以 DNA 为载体的中心法则是遗传信息传递的主要方式，表观遗传可作为其重要补充。随着 DNA 测序技术发展日新月异，测序成本逐渐降低，DNA 测序逐渐进入表观遗传学领域并用来研究生物学性状如何受环境因素的影响。表观遗传学研究基因组的表观遗传修饰如何影响基因组中基因的表达。癌症、自身免疫性疾病和神经性病变都可能由异常的表观遗传学变化引起，通过调节相应的异常基因表达可以使疾病得到治疗。目前我国在精准医疗表观遗传学的研究涵盖了 DNA 甲基化修饰与功能、组蛋白的表观修饰与功能、染色质重塑等重要领域。国内从事表观遗传学研究的队伍也在不断壮大，相信随着研究不断深入，会有更多领域受惠于精准医疗表观遗传学研究。

参 考 文 献

[1] Holliday R. Epigenetics: a historical overview [J]. Epigenetics, 2006, 1（2）: 76-80.

[2] Consortium E P. The ENCODE（ENCyclopedia of DNA elements）project [J]. Science, 2004, 306（5696）: 636-640.

[3] Consortium E P. A user's guide to the encyclopedia of DNA elements（ENCODE）[J]. PLoS Biology, 2011, 9（4）: e1001046.

[4] Sabo P J, Kuehn M S, Thurman R, et al. Genome-scale mapping of DNase Ⅰ sensitivity *in vivo* using tiling DNA microarrays [J]. Nature Methods, 2006, 3（7）: 511-518.

[5] Landt S G, Marinov G K, Kundaje A, et al. ChIP-seq guidelines and practices of the ENCODE and modENCODE consortia [J]. Genome Research, 2012, 22（9）: 1813-1831.

[6] Phillips-Cremins J E, Sauria M E, Sanyal A, et al. Architectural protein subclasses shape 3D organization of genomes during lineage commitment [J]. Cell, 2013, 153（6）: 1281-1295.

[7] Robertson K D. DNA methylation and human disease [J]. Nature Reviews Genetics, 2005, 6（8）: 597-610.

[8] Bird A P. CpG-rich islands and the function of DNA methylation [J]. Nature, 1986, 321（6067）: 209-213.

[9] Wu H, Zhang Y. Reversing DNA methylation: mechanisms, genomics, and biological functions

[J]. Cell, 2014, 156 (1-2): 45-68.

[10] Szulwach K E, Li X, Li Y, et al. Integrating 5-hydroxymethylcytosine into the epigenomic landscape of human embryonic stem cells [J]. PLoS Genetics, 2011, 7 (6): e1002154.

[11] Stroud H, Feng S, Kinney S M, et al. 5-Hydroxymethylcytosine is associated with enhancers and gene bodies in human embryonic stem cells [J]. Genome Biology, 2011, 12 (6): R54.

[12] Jin B, Li Y, Robertson K D. DNA methylation: superior or subordinate in the epigenetic hierarchy [J]. Genes & Cancer, 2011, 2 (6): 607-617.

[13] Egger G, Jeong S, Escobar S G, et al. Identification of DNMT1 (DNA methyltransferase 1) hypomorphs in somatic knockouts suggests an essential role for DNMT1 in cell survival [J]. Proceedings of the National Academy of Sciences, 2006, 103 (38): 14080-14085.

[14] Riggs A D, Xiong Z. Methylation and epigenetic fidelity [J]. Proceedings of the National Academy of Sciences, 2004, 101 (1): 4-5.

[15] Suzuki M M, Bird A. DNA methylation landscapes: provocative insights from epigenomics [J]. Nature Reviews Genetics, 2008, 9 (6): 465-476.

[16] Wu X, Zhang Y. TET-mediated active DNA demethylation: mechanism, function and beyond [J]. Nature Reviews Genetics, 2017, 18 (9): 517.

[17] Wade P A. Methyl CpG-binding proteins and transcriptional repression [J]. BioEssays : News and Reviews in Molecular, Cellular and Developmental Biology, 2001, 23 (12): 1131-1137.

[18] Park P J. ChIP-seq: advantages and challenges of a maturing technology [J]. Nature Reviews Genetics, 2009, 10 (10): 669-680.

[19] Buenrostro J D, Giresi P G, Zaba L C, et al. Transposition of native chromatin for multimodal regulatory analysis and personal epigenomics [J]. Nature Methods, 2013, 10 (12): 1213.

[20] Buenrostro J D, Wu B, Chang H Y, et al. ATAC-seq: a method for assaying chromatin accessibility genome-wide [J]. Current Protocols in Molecular Biology, 2015, 109 (1): 21.29.1-21.29.9.

[21] Garcia E, Hayden A, Birts C, et al. Authentication and characterisation of a new oesophageal adenocarcinoma cell line: MFD-1 [J]. Scientific Reports, 2016, 6: 32417.

[22] Buenrostro J D, Wu B, Litzenburger U M, et al. Single-cell chromatin accessibility reveals principles of regulatory variation [J]. Nature, 2015, 523 (7561): 486-490.

[23] Cavalli G, Misteli T. Functional implications of genome topology [J]. Nature Structural & Molecular Biology, 2013, 20 (3): 290.

[24] Misteli T. Higher-order genome organization in human disease [J]. Cold Spring Harbor Perspectives in Biology, 2010, 2 (8): a000794.

[25] Sati S, Cavalli G. Chromosome conformation capture technologies and their impact in understanding genome function [J]. Chromosoma, 2017, 126 (1): 33-44.

[26] Dekker J, Rippe K, Dekker M, et al. Capturing chromosome conformation [J]. Science, 2002, 295 (5558): 1306-1311.

[27] Jia R, Chai P, Zhang H, et al. Novel insights into chromosomal conformations in cancer [J]. Molecular Cancer, 2017, 16 (1): 173.

[28] Tolhuis B, Palstra R J, Splinter E, et al. Looping and interaction between hypersensitive sites in

the active β-globin locus [J]. Molecular Cell, 2002, 10(6): 1453-1465.

[29] Poole R L, Leith D J, Docherty L E, et al. Beckwith-Wiedemann syndrome caused by maternally inherited mutation of an OCT-binding motif in the IGF2/H19-imprinting control region, ICR1 [J]. European Journal of Human Genetics, 2012, 20(2): 240-243.

[30] Kadoch C, Crabtree G R. Mammalian SWI/SNF chromatin remodeling complexes and cancer: Mechanistic insights gained from human genomics [J]. Science Advances, 2015, 1(5): e1500447.

[31] Teng S, Li Y E, Yang M, et al. Tissue-specific transcription reprogramming promotes liver metastasis of colorectal cancer [J]. Cell Research, 2020, 30(1): 34-49.

[32] Yi J, Wu J. Epigenetic regulation in medulloblastoma [J]. Molecular and Cellular Neuroscience, 2018, 87: 65-76.

[33] Shen S Y, Singhania R, Fehringer G, et al. Sensitive tumour detection and classification using plasma cell-free DNA methylomes [J]. Nature, 2018, 563(7732): 579-583.

[34] Ernst C, Chen E, Turecki G. Histone methylation and decreased expression of TrkB.T1 in orbital frontal cortex of suicide completers [J]. Molecular Psychiatry, 2009, 14(9): 830-832.

[35] Poulter M O, Du L, Weaver I C, et al. GABAA receptor promoter hypermethylation in suicide brain: implications for the involvement of epigenetic processes [J]. Biological Psychiatry, 2008, 64(8): 645-652.

[36] Pons D, de Vries F R, van den Elsen P J, et al. Epigenetic histone acetylation modifiers in vascular remodelling: new targets for therapy in cardiovascular disease [J]. European Heart Journal, 2009, 30(3): 266-277.

[37] Baccarelli A, Wright R, Bollati V, et al. Ischemic heart disease and stroke in relation to blood DNA methylation [J]. Epidemiology (Cambridge, Mass), 2010, 21(6): 819.

6

代谢组学与精准医疗

6.1 代谢组学基础

代谢是新陈代谢的简称,是生物体内一切化学变化的总称,是生物体表现其生命活动的重要特征之一,在生物学的所有领域都起着核心作用。过去 10 年中,代谢的综合研究取得了长足进步[1]。代谢通常被分为两类:分解代谢,可以对大分子进行分解以获得能量(如细胞呼吸);合成代谢,可以利用能量来合成细胞中的各个组分,如蛋白质和核酸等。代谢是生物体不断进行物质和能量交换的过程,一旦物质和能量交换停止,生物体的生命就会结束。代谢有一个特点:任何大小的物种,基本代谢途径都是相似的。代谢中所存在的这种相似性很可能是相关代谢途径的高效率及这些途径在演化史早期就出现的结果[2]。

6.1.1 代谢物

代谢物是一类小分子化合物,常参与细胞信号转导等过程。代谢物是指通过代谢过程产生或消耗的物质,其种类和含量受机体基因组成、环境条件改变的影响。代谢物的结构从细菌到人类在很大程度上是相同的,这反映了一个事实,即所有有机体都需要核苷酸、氨基酸和脂肪酸来制造 DNA/RNA、蛋白质和膜。

6.1.2　代谢组及代谢组学

代谢组（metabolome）是一些参与生物体新陈代谢、维持生物体正常生长功能和生长发育的小分子化合物的集合，主要是分子量小于1000的内源性小分子，小分子的产生和代谢能够准确地反映生物体系的状态。

系统生物学是一个以生物学为基础的跨学科研究领域，侧重于生物系统内的复杂相互作用，使用整体方法进行生物学研究。代谢组学（metabonomics/metabolomics）是20世纪90年代中期继基因组学和蛋白质组学之后新近发展起来的一门新兴学科，是系统生物学的重要组成部分，是通过考察生物体系（细胞、组织或生物体）受刺激或扰动后（如将某个特定的基因变异或环境变化后）其代谢产物的变化或其随时间的变化，来研究生物体系的一门学科。代谢组学是生物基质中的代谢物图谱，是发现生物标志物和个性化药物的关键工具[3]，它以内源性代谢物分析为基础，以高通量分析检测与统计学数据处理为手段，通过定性、定量分析及研究生物体系受外部刺激或扰动后产生的内源性小分子代谢物整体及其变化规律，来探明生物体系的代谢途径。代谢途径或细胞过程中的代谢物可作为生物标志物，用于疾病诊断，预测患者对化学疗法的反应和（或）常见疾病复发。

基因组学和蛋白质组学分别从基因和蛋白质层面探寻生命的活动，而实际上细胞内许多生命活动是发生在代谢物层面的，如细胞信号释放、能量传递、细胞间通信等都受代谢物调控，代谢组学位于系统生物学的最下游，是生物体系整体功能或状态最终结果的表现，因此与表型关系最密切[4]。代谢组学测量和比较生物样品中存在的大量代谢物，可以指示细胞、组织或器官的生化状态，协助阐释新基因或未知功能基因的功能，并且可以揭示生物各代谢网络间的关联性，帮助人们更系统地认识生物体。

6.2　代谢组学研究内容

人类代谢组计划（Human Metabolome Project，HMP）由加拿大基因委员会于2005年投资750万美元创建，旨在通过促进代谢组学研究改善疾病诊断、鉴别、预防和监测的方式，提高对药物代谢和毒理学的认识，在人类基因组和人类代谢组中架起联结桥梁,并开发代谢组学研究工具。该计划的任务是对可能在人体组织和生物流体中发现的浓度大于 1μmol 的代谢物进行定性、定量分析并对其进行分类和存储。参与该计划的机构或人员主要来自加拿大,包括来自加拿大阿尔伯特大学和卡尔加里大学的 50 多名研究人员。从研究队伍的国际性、投资经费上来看,其规模与人类基因组计划并不在同一个等级,但这并不能否定该计划的重要性,或者现阶段加强代谢组学的研究,较人类基因组计划可能会对临床医学领域实践产生更为重大的影响。人体内可以检测到大约 2900 种内源性或共同的代谢物,但并不是所有这些代谢物都能在任何给定的组织或生物流体中找到,这是因为不同的组织/生物流体具有不同的功能或具有不同的代谢作用。迄今为止,HMP 已经确定并量化了脑脊液中的 309 种代谢物、血清中的 1122 种代谢物、尿液中的 458 种代谢物及其他组织和生物流体中约 300 种代谢物的正常浓度范围。

代谢组学研究可以分为四个层次。①代谢物靶标分析:目的是对与特定代谢反应相关的一种或几种代谢物进行定性和定量分析;②代谢物轮廓分析:对少数所预设的一些代谢物进行定量分析,通常与特定的代谢途径有关;③代谢指纹分析:对样品进行高通量、快速、全局分析,以提供样品分类;④代谢组学的分析:目标是对有机体中涉及的所有代谢物进行量化[5]。

代谢组学研究的样品类型如下。①体液:血清、血浆、尿液、唾液、眼泪、膝关节滑液、脑脊液、卵泡液、羊水、痰液、舌苔液、淋巴液、胆汁、胰液、肠液等。②组织:心脏、肝脏、肾脏、脾脏、肺、肌肉、骨骼、脊髓、脑组织、胸腺、子宫内膜等。③细胞等:癌细胞及细胞培养液等。④微生物:大肠杆菌、链球菌等。⑤其他:粪便、食糜、肠道内容物等。血液被认为是最具研究价值的一种体液,含有多种代谢物,能够较为全面地反映生物体的代谢状况。尿液与肾有密切联系,同时机体代谢、疾病等情况,也会造成尿液中化学组成的改变。肝是进行代谢的主要场所。因此血、尿、肝组织的整体分析在代谢组学研究中发挥着重要作用。 代谢组学研究的样本处理和采集要遵循"保持最鲜活状态"的原则,样本采集后立即置于液氮、干冰或者–80℃冰箱中保存,深低温使酶失活,细胞内生化反应停止,阻止样本离体后的进一步代谢活动,效果稳定。

代谢组学的实验流程如图 6.1(彩图 6.1)所示,一般包含 3 个步骤。①样品制备:代谢组学研究一般用生物体液、细胞或组织提取物,这些通常也比较容易获得。②代谢物分离、检测与鉴定:根据样品性质、实验目的和各种代谢物理化性质的不同选择不同的分析鉴定技术。目前，用于代谢组学研究的主要技术是基于核磁共振（nuclear magnetic resonance，NMR）和质谱（mass spectrometry，MS），这两种技术都可以提供代谢物的定性和定量分析信息。③数据分析[1]。

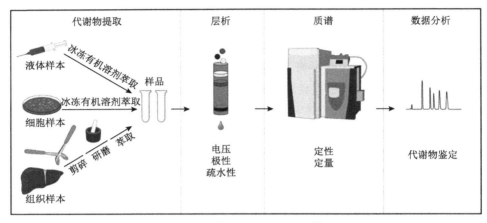

图 6.1　代谢组学分析流程[1]

　　代谢组学是一种研究体内代谢产物的系统生物学方法[6]，代谢组学研究需要多种生物样品、分析技术和数据处理方法，将不同的分析技术和数据处理方法结合应用于各种生物样品的分析中。到目前为止，代谢组学已经成为综合利用多种分析工具对研究对象进行全面分析，并对其生物学意义进行系统解释的学科。因此，代谢组学的发展是一个不断整合的过程，经历了内部整合和外部整合。内部整合，包括检测技术整合、多样本整合分析和数据处理方法整合，根据研究对象和研究目的，需要同时测定不同来源的样品中代谢物的浓度，旨在实现全面的代谢组学。外部整合是代谢组学与蛋白质组学、基因组学、转录组学或其他组学的结合，找出遗传变异、蛋白质表达与代谢紊乱之间的关系，以提高代谢组学研究对药物和疾病研究的价值，加强代谢组学的系统研究，这是整合系统生物学的必然要求。整合代谢组学将实现对研究对象的系统分析和对研究成果的全面解释，使研究结果更加可靠。因此，对药物和疾病的研究而言，整合代谢组学研究的结论能够系统反映患者的药物代谢和代谢状况，有利于药物作用机制和疾病发病机制的发现[7]。

　　相对于系统生物学中的其他组学方法，代谢组学具有以下特点：①基因和蛋白表达的微小变化会在代谢层面上放大，从而使检测更容易；②基因和蛋白的数目较为庞大，而代谢产物的数量在 10^3 数量级，便于测试和信息的分析；③代谢组学无须建立大规模的序列数据库；④代谢物在各生物体系中都较为类似，所以代谢组学研究中采用的技术更为通用。代谢组学具有的特殊优势，使其成为研究健康与疾病的重要技术手段。代谢组学在新药的安全性评价、毒理学、生理学、重大疾病的早期诊断、个性化治疗、功能基因组学、中医药现代化、环境评价、营养学等科学领域中都有着极其广泛和重要的应用前景。然而，对发展中的代谢组学来说，仍存在着许多挑战，如对未知物的鉴定，研发出可供查询的标准数据集，与蛋白质组学、基因组学和临床数据的整合等。目前科学家的主要任务之一就是开发新的数据分析方法并建立相关的数据库，将许多异构、分散的生物信息数据库集成到一个具有统一模式的数据仓库中，以实现生物数据的智能化和有效整合。

6.3　代谢组学研究技术

代谢物物理化学性质的多样性使得代谢组学分析非常具有挑战性。因此，需要不同的分析技术，并且最好是相互结合，才能提供整个代谢组范围的检测。尿液和血浆是最常用于代谢组学研究的生物液体，因为它们都含有大量可检测到的代谢物，可以在没有或最小侵袭的情况下获得。使用各种代谢组学研究技术分析尿液和血浆等体液中的代谢物可提供有关个体或群体代谢表型的信息，这些信息不能直接从基因型、基因表达谱甚至个体的蛋白质组中获得，可应用于个性化医学或公共医疗[8]。

6.3.1　气相色谱-质谱联用技术

气相色谱-质谱联用（gas chromatography-mass spectrometry，GC-MS）技术是一种结合气相色谱和质谱的特性，在试样中鉴别不同物质的方法，适于分析小分子、易挥发、热稳定、能气化的化合物。气相色谱法是利用物质在固定相和流动相中分配系数不同，使不同化合物从色谱柱流出的时间不同，达到分离化合物的目的。质谱法是利用带电离子在磁场或电场中的运动规律，按其质荷比（m/z）实现分离分析，测定离子质量及强度分布，可以给出待测物的分子量、元素组成、分子式和分子结构信息，具有定性专属性、灵敏性、检测快速等特点。

GC-MS 技术基本检测过程：①一个混合样品进入色谱仪后，在合适的色谱条件下，被分离成单一组分并逐一进入质谱仪；②经离子源电离得到具有样品信息的离子，再经分析器、检测器即得每个化合物的质谱；③这些信息都由计算机存储，根据需要，可以得到混合物的色谱图、单一组分的质谱图和质谱的检索结果等，根据色谱图还可以进行定量分析。

到目前为止，GC-MS 主要用于从植物和微生物中获得代谢物，但现在也应用于从哺乳动物（包括人类）中获得的样本[9]。Gordon 等[10]通过分析 12 例肺癌患者样品和 17 例对照样品的 GC-MS 图谱，确定了三个峰（丙酮、甲乙酮和正丙醇）具有较高的诊断能力，分类准确率为 93%，以允许在有限的患者群体中几乎完全区分两组。研究人员采用在纤维上衍生的固相微萃取技术结合 GC-MS 分析 38 例无症状非吸烟者（对照组）和 40 例非小细胞肺癌患者呼出气，直链醛（C3～C9）水平在非小细胞肺癌患者中均升高，但吸烟习惯没有显著影响，年龄的影响也很小；多变量分析证实醛类具有良好的判别能力（90%）。这些结果表明，直链醛类可能是与非小细胞肺癌相关的有前景的生物标志物[11]。

GC-MS 技术已被广泛应用于代谢组学，并提供了有效和可重复性的分析。现在将基于 GC-MS 的代谢组学作为单独的临床程序来实施还为时过早；然而，它可以作为对已经存在的分析的补充。这一领域的未来发展将集中在对生化途径的理解上，这些途径导致形成不同类别的挥发性代谢物，用于更灵敏和特异的肿瘤细胞测定[12]。

6.3.2　液相色谱-质谱联用技术

液相色谱-质谱联用（liquid chromatography-mass spectrometry，LC-MS）技术是一种将液相色谱的物理分离能力和质谱的质量分析能力结合起来的分析化学技术，能够对复杂生物样品中的几十或几百种代谢物进行精确的定向测量，应用于毒理学、癌症和营养研究中，该技术的快速发展使代谢组学分析取得了很大进展。LC-MS 技术工作原理如图 6.2 所示，主要用于不挥发性化合物、极性化合物、热不稳定化合物及大分子量化合物（包括蛋白、多肽、多聚物等）的分析测定，具有高灵敏度和选择性。

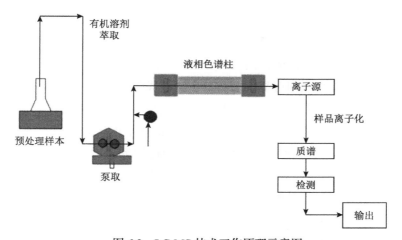

图 6.2 LC-MS 技术工作原理示意图

引自 http://www.thyrocare.com/Liquid-Chromatography

研究人员利用 LC-MS 技术对 17 例轻度持续性哮喘患者、17 例稳定期慢性阻塞性肺疾病（chronic obstructive pulmonary disease，COPD）患者和 15 例健康患者的血清样品进行了分析，随后使用了一系列多变量统计分析，发现哮喘患者和健康对照组相比，共有 19 种差异代谢物；哮喘患者和 COPD 患者之间存在 16 种差异代谢物；在所鉴定的代谢物中，哮喘患者的血清次黄嘌呤水平明显高于 COPD 患者或健康人。该研究表明，哮喘患者存在独特的血清代谢组，可将其与 COPD 患者和健康人区分开来[13]。

近年来，LC-MS 技术对药物分析策略产生重大影响，是体内检测药物及其主要代谢物的常用方法，可以为药物及其代谢物的定性检测提供足够高的灵敏度、特异度和分子结构信息[14,15]。

6.3.3 毛细管电泳-质谱联用技术

毛细管电泳-质谱联用（capillary electrophoresis-mass spectrometry，CE-MS）技术是在 LC-MS 技术基础上发展起来的一种新型分析技术，具有高柱效、高分辨率、高灵敏度及分析速度快等特点，能快速分离微体积样品中的化合物。

在代谢组学领域，CE-MS 是一种分析极性和带电代谢物的有效工具。人类唾液分析已经成为疾病预测和诊断的一种最新手段，因为它是一种非侵入性的检测方法，而且唾液检测相对简单、安全且成本低。研究人员利用 CE-MS 技术对唾液和肿瘤组织样本进行口腔癌筛查，来寻找潜在的代谢生物标志物。成对的肿瘤和对照组织取自口腔癌患者，唾液样品采集自患者和健康对照，采用 CE-MS 技术对亲水性代谢物进行全面的代谢组学分析，研究结果显示，85 种代谢物的水平在肿瘤和匹配对照样品之间有显著性差异；45 种代谢物在口腔癌患者和对照组的唾液样品之间有显著性差异；17 种代谢物在唾液和基于组织的比较中显示了一致的差异。其中，仅两个生物标志物组合的 ROC 曲线下面积为 0.827（95%置信区间：0.726~0.928，$P<0.0001$），用于区分口腔癌患者和对照[16]。肌萎缩侧索硬化（amyotrophic lateral sclerosis，ALS）是一种神经退行性疾病，影响下运动神经元和上运动神经元，导致肌肉萎缩、瘫痪和由呼吸衰竭或感染性并发症引起的死亡。有研究利用 CE-MS 技术测定人血浆中的同型半胱氨酸、半胱氨酸、甲硫氨酸和谷氨酸水平，以评估这些代谢物作为 ALS 的潜在生物标志物的作用。该研究结果发现 ALS 患者血浆中谷氨酸和半胱氨酸浓度明显较高，这两种氨基酸具有成为 ALS 生物标志物的潜力，然而，为了评估它们作为 ALS 潜在生物标志物的有效性，需要在大样本队列中进行研究[17]。CE-MS 是一种有效且有发展前景的高分辨率的分离技术，为代谢组学研究的进展做出了重要贡献[18]。

6.3.4 核磁共振技术

核磁共振（NMR）技术是利用自旋原子核在外磁场作用下的核自旋能级跃迁所产生的吸收电磁波谱来研究有机化合物结构与组成的一种分析方法，是 1946 年由美国斯坦福大学布洛赫（F. Block）和哈佛大学珀赛尔（E. M. Purcell）各自独立发现的，两人因此获得 1952 年诺贝尔物理学奖。NMR 的发现具有十分重要的意义，不仅为量子力学的基本原理提供了直接的验证，而且为多个学科领域的研究提供了一种不可或缺的分析与测量手段。由于其可深入物质内部而不破坏样品，并具有迅速、准确、分辨率高等优点而得以迅速发展[19]，NMR 技术已被广泛用于识别由一系列内在和外部因素引起的代谢差异，可以同时识别和定量微摩尔范围内的大量有机化合物。近年来，人们在开发 NMR 仪器和技术方面做出了很大努力，以允许以有效、可重复和高通量的方法获取数据，最大限度地减少技术或实验偏差[20]。

在过去的 20 年中，NMR 技术已成为代谢组学使用的主要研究技术之一，尽管其灵敏度较低，但是可以严格量化存在于生物体液、细胞提取物和组织中丰富的化合物，在不需要复杂的样品制备或分馏的情况下分析完整的样品。NMR 技术可以直接检测那些难以电离或需要衍生化的化合物，还可以鉴定具有相同质量的化合物，包括那些具有不同同位素分布的化合物。NMR 是测定未知化合物结构的主要手段，通过使用稳定的同位素标签，可以阐明代谢物转化的动力学和机制，并探索代谢途径的区域化[21]，也可应用于早期疾病诊断、系统生物学研究和药物靶点发现[22]。基于 NMR 的代谢组学有望在研究生物小分子的复杂混合物、它们的代谢网络及其与生物大分子的相互作用中发挥重要作用。

6.4 代谢组学与疾病

代谢组学是研究代谢途径和测量生命系统中独特生物分子的科学。将代谢组学数据与多变量数据分析工具相结合，使我们能够研究不同扰动后代谢途径的变化。在患病个体中观察代谢物变化一直是临床实践的重要组成部分。目前可用的大多数临床化学测试依赖于旧技术，这些测试对任何特定疾病既不敏感也不特异，传统标志物只有在严重的疾病损伤后才会显著增加[23]。在过去的 10 年中，代谢组学已经被越来越多地用于疾病早期诊断、药物靶点发现、疾病机制研究等，目前被认为是非常强大的工具，具有巨大的临床转化潜力[24]。许多代谢物已被确定为各种疾病的生物标志物，在临床实践中经常被用于反映疾病的严重程度，并提供与生存相关的基本预后信息。此外，还携带有关疾病部位及发病机制的信息[25]。代谢组学研究通过观察患病个体与健康个体之间的代谢物水平变化，识别与疾病机制相关的代谢物[26]。目前，代谢组学研究已经确定了一些疾病潜在的生物标志物或揭示了疾病的病理生理学特征，如癌症、心血管疾病、糖尿病和肥胖等。人群的代谢表型将极大地促进评估每个患者对治疗的代谢反应，使个性化的临床治疗成为可能。

6.4.1 代谢组学在癌症中的应用

癌症是世界范围内的主要死亡原因之一，预计全世界癌症死亡人数将继续上升，到 2030 年将超过 1310 万[27]，其主要特征是细胞在机体内不受控制地生长，其可以在机体的任何部位发展。这些不受控制的生长很可能是代谢变化的结果，可以进行分析监测。此外，研究癌症中一些关键的代谢途径，可能有助于肿瘤的分级和制定新的临床干预策略。癌基因（PTEN、RAS、ERK 等）和癌转录因子（p53、c-MYC、HIF 等）的改变会影响许多代谢酶，从而促进癌症中观察到的代谢变化。因此，与癌症表型关系最密切的癌症代谢水平一直是数十年来的研究重点[28]。代谢组学是目前癌症研究中发展最快的学科之一，它能够同时检测多种代谢物的变化，并且不需要对代谢组区域进行预先假设，图 6.3（彩图 6.3）描述了代谢组学在癌症研究中的应用和方法[29]。

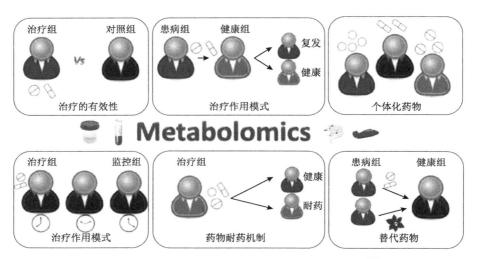

图 6.3　代谢组学在癌症研究中的应用和方法示意图[29]

长期以来，癌症代谢一直是理解肿瘤中心机制的焦点，正常细胞转化为癌细胞与重要的代谢紊乱相关。通常，细胞糖代谢有两种途径：线粒体氧化磷酸化和糖酵解。在氧气充足的情况下，正常细胞的糖酵解过程会被抑制。20 世纪 20 年代初，德国生化学家 Otto Warburg 将肝癌细胞与正常肝细胞进行比较，发现肝癌细胞的糖酵解活性显著强于正常肝细胞，正常细胞依靠线粒体氧化磷酸化产生能量，癌细胞依赖糖酵解。对于癌细胞而言，即便氧气充足，糖酵解依然很活跃，这种贪婪消耗葡萄糖的代谢特征，被称为"Warburg 效应"[30]。一般来说，由于肿瘤增生快，癌细胞为适应缺氧状态，通过提高其糖酵解速率来满足能量需求，并产生癌细胞生长所需的代谢物，包括脂质、氨基酸、核酸及细胞增殖、肿瘤生长和肿瘤细胞存活所需的其他代谢物，这种癌症新陈代谢的改变被认为是癌症化疗中许多药物的主要靶点[31]。肿瘤代谢是异质性的，遗传和肿瘤微环境都会影响代谢；这可以创造潜在的治疗机会，以限制抗癌治疗对正常增殖细胞所产生的毒性。

几十年来，癌症研究涉及研究癌细胞与健康细胞之间不同的分子特征，目的是揭示代表癌症表型的生物标志物及可能的治疗靶点。生物标志物及治疗靶点的发现是癌症代谢组学研究的重要内容，代谢组学正在成为生命科学中越来越受欢迎的工具。通过代谢组学研究癌症可以揭示新的癌症生物标志物，这可能有助于改善许多癌症的诊断和预后，同时也提供了预测癌症发生的潜在能力，以便在未来对癌症进行更多的预防而不是治疗[32]。乳腺癌（breast cancer，BC）是女性最常见的恶性肿瘤之一，也是导致女性癌症死亡的主要原因。全球每年有 200 万女性患乳腺疾病，大约有 50 万女性死于 BC，BC 的早期发现可以大大降低死亡率。目前，乳腺 X 线检查是最常见的 BC 筛查手段，但它也存在一定的局限性，因为其不能检出所有的乳腺肿瘤。癌症和呼出气体中挥发性有机代谢物之间的联系吸引了越来越多研究人员的注意。研究人员收集 85 例经组织病理学证实的乳腺疾病患者（包括 39 例浸润性导管癌患者、25 例乳腺增生症患者和 21 例乳腺纤维瘤患者）和 45 名健康志愿者的呼出气体，采用代谢组学研究技术对其中的挥发性有机代谢物进行检测，分析发现挥发性有机代谢物在 BC 与正常对照组、BC 与乳腺增生症、BC 与乳腺纤维瘤之间有显著性差异；其中，呼出气体中的三种挥发性有机代谢物：2，5，6-三甲基辛烷、1，4-二甲氧基-2，3-丁二醇和环己酮，可将 BC 患者与健康人、乳腺纤维瘤患者和乳腺增生症患者区分开来（$P<0.05$）。所鉴定的三种与 BC 相关的挥发性有机代谢物可作为新的诊断生物标志物[33]。胰腺癌被医学界誉为"癌症之王"，是所有恶性肿瘤中预后最差的癌症，通常与不受控制的增殖有关，具有高转移性和抗药性。在诊断时，外科治疗已不再是大多数患者的可行选择，因此早期发现胰腺癌对其治疗至关重要。研究人员利用 NMR 技术分析胰腺癌患者的血清，发现胰腺癌患者血清中的 3-羟基丁酸、3-羟基异戊酸、乳酸和三甲胺-N-氧化物水平明显低于健康对照组，而异亮氨酸、甘油三酯、亮氨酸和肌酐水平显著高于健康对照组。该研究结果表明，胰腺癌患者和健康受试者血清中代谢物图谱的细微差异（由于生理和病理变化）可以通过基于 NMR 的代谢组学来识别，并被用作胰腺癌早期检测的代谢标志物[34]。脑肿瘤尽管在手术和辅助治疗方面取得了进展，但仍然是导致成人和儿童癌症相关死亡和发病的主要原因之一。尽管有多种脑肿瘤类型，但胶质瘤是成人中枢神经系统最常见的原发脑肿瘤，并且起源于胶质细胞，如星形胶质细胞、少突胶质细胞和室管膜细胞。胶质瘤约占所有脑肿瘤的 60%，表现出不同的恶性程度，预后差，治疗手段有限，

很难治疗。代谢组学对内源性和外源性小分子物质进行靶向和非靶向分析，能够精准地探索机体细胞活动功能，这对理解癌症生物学，包括脑瘤生物学有很大帮助。代谢物作为生化活动的直接标志，所含信息量大，因此，代谢物分析已成为一种有前途的临床诊断和预后方法。代谢变化被公认为是监测疾病进展、治疗和揭示有效治疗干预的新分子靶点的关键特征之一。对癌症和正常细胞之间或不同癌症亚型之间代谢差异的全面和整体理解，可能会为不可治疗的胶质瘤提供新的治疗靶点，代谢组学分析有助于确定重要的靶向途径，以对抗胶质瘤中的治疗耐药性[35]。

6.4.2 代谢组学在心血管疾病中的应用

心血管疾病（cardiovascular disease，CVD）是全球人类死亡的主要原因之一，是由动脉粥样硬化引起的心脏和血管疾病，常见于老年患者。需要开发特定的诊断方法、更有效的治疗程序及药物，以降低 CVD 病程中的死亡风险。因此，更好地理解和解释 CVD 的分子病理机制至关重要。代谢组学关注于代谢产物的分析，这些小分子反映了有机体在特定时间点的状态。代谢组学方法在 CVD 分子过程研究中的应用可能提供有价值的信息[36]。

随着人们对 CVD 代谢基础认识的加深，代谢组学已成为一种强有力的研究工具，可以提供不同疾病状态下全身代谢紊乱的综合视图，从而增强对 CVD 病理生理学的完整认知[37]。2012 年研究人员进行了一项大规模人群研究，以提高动脉粥样硬化的亚临床诊断。NMR 技术测定的血清代谢谱显示，二十二碳六烯酸、谷氨酰胺和酪氨酸可能是动脉粥样硬化发展的潜在预测因子[38]。心脏代谢紊乱是大多数 CVD 的基础。最常见的 CVD 之一是高血压，为了早期诊断和治疗高血压，迫切需要探索代谢物图谱的差异。研究人员采用 GC-MS 技术检测年轻高血压男性和年龄匹配的健康对照的血浆样本，观察到甘氨酸、赖氨酸和半胱氨酸水平的差异，该研究说明氨基酸代谢紊乱可能在青年男性高血压的易感性中起重要作用[39]。

6.4.3 代谢组学在代谢性疾病中的应用

6.4.3.1 代谢组学在糖尿病中的应用

糖尿病（diabetes mellitus，DM）是由遗传和环境因素共同引起的一组以糖代谢紊乱为主要表现的临床综合征，其特征是慢性高血糖并伴有碳水化合物、脂肪和蛋白质代谢紊乱，如果不治疗，DM 会引发许多并发症，如糖尿病肾病、皮肤病变及神经病变等。糖尿病常见的类型为 1 型糖尿病和 2 型糖尿病，其中 1 型糖尿病多发于青少年，部分老年人也可能患病，起病急、重，三多一少（即多饮、多尿、多食、体重下降）症状明显，属于胰岛素绝对缺乏，必须依靠注射胰岛素进行治疗；2 型糖尿病多发于老年人，起病缓慢，三多一少症状轻微，不易察觉，属于胰岛素相对不足，可以使用口服降糖药来控制血糖，也可以使用胰岛素进行治疗。

尽管对显性糖尿病的诊断和治疗已经进行了很好的研究，但与糖尿病发展相关的代谢改变、胰岛素抵抗的新途径或早期生物标志物的鉴定仍在进行中[40]，对糖尿病患者和健康受试者进行的代谢组学研究发现，其中许多代谢途径和代谢变化发生了显著改变，代谢标志物具有检测一般人群亚临床条件下糖尿病相关并发症的潜力[41]。随着高通量分析平台的出现，代谢组学为识别新的风险标志物提供了一种新的途径，其中数以百计的分析物的测量现在已成为可能[42]。

6.4.3.2　代谢组学在肥胖中的应用

肥胖是当今社会面临的最普遍的健康问题之一，由肥胖引起的死亡约占世界全人口死亡的 5%，肥胖造成的总经济损失约为 2 万亿美元，占全球 GDP 的 2.8%。有研究报道，肥胖可能会增加糖尿病和心血管疾病等慢性病的风险[43]。代谢组学研究为肥胖的病因及个体差异提供了新的见解。

肥胖表现为脂肪细胞体积的增大和脂肪细胞数量的增多，通过体重指数（body mass index，BMI）可以粗略测量，但迫切需要一种更精确且简便的表型分类方法，将大量肥胖患者的风险分类，以促进临床护理和药物开发。研究人员使用非靶向代谢组学和全基因组测序来识别肥胖的代谢和遗传特征，发现肥胖会导致代谢组的深度紊乱，代谢组学特征异常的个体更容易发生心血管事件[44]，肥胖通常与血浆游离脂肪酸水平升高有关[45]。

众所周知，肥胖在胰岛素抵抗和糖尿病的发展中起着重要作用。然而，肥胖和糖尿病之间联系的确切机制仍未完全阐明[46]。代谢组学是一种旨在检测和量化小代谢物的分析方法。最近，人们对代谢组学应用于疾病生物标志物的鉴定越来越感兴趣，并鉴定出了一些生物标志物。代谢组学是揭示代谢、肥胖和糖尿病进展之间错综复杂关系的有效方法，同时具有作为风险评估和疾病监测的临床工具的潜力。

6.4.3.3 代谢组学在痛风中的应用

痛风（gout）是人体内嘌呤新陈代谢发生紊乱，尿酸的合成增加或排出减少，造成高尿酸血症，当血尿酸浓度过高时，尿酸即以钠盐的形式沉积在关节、软组织、软骨和肾脏中，引起组织的异物炎性反应。痛风的临床特点为高尿酸血症、反复发作的急性关节炎、慢性结节肿、累及肾脏引起慢性间质性肾炎和肾结石等，常并发心脑血管疾病而危及生命。根据血液中尿酸增高的原因，痛风分为原发性痛风和继发性痛风两大类，其中，原发性痛风除少数由酶的缺陷所致外，大多原因不明；而继发性痛风均有明确的病因，或由高嘌呤食物摄入引起，或由其他疾病或药物导致，从尿酸生成增多或排出减少方面都可以引发高尿酸血症。

据报道，过去几十年中世界各地痛风的发病率在不断增长，当代男性痛风的患病率远高于女性，并且在 70 岁之前稳步增加。痛风降低了患者的生活质量，甚至会导致痛风性关节炎急性发作、关节畸形、慢性关节损伤和肾结石形成的极度痛苦的残疾，因此识别与痛风发生和发展相关的新生物标志物以防止痛风性关节炎的急性发作和关节破坏具有重要意义。我国痛风患病率在 1%～3%，男女比例为 15∶1，呈逐年上升、逐步年轻化趋势，这可能与生活方式和饮食结构的改变有关。近年来，痛风的病因仍然存在一些不确定性，这给痛风的预防、诊断和治疗带来了困难。痛风诊断的金标准包括对滑膜液中是否存在尿酸单钠晶体的侵入性检测，但在临床实践中并不总是有效。因此，开发一种更准确、快速、可靠的痛风诊断方法是十分必要的。研究人员为了了解痛风的病理机制和发现潜在的代谢标志物，采用 GC-MS 技术对 35 例痛风患者和 29 例健康志愿者的尿液进行分析，发现痛风患者与对照组之间共有 30 个特征代谢物存在显著差异，主要包括氨基酸、碳水化合物、有机酸及其衍生物，这些代谢物主要与嘌呤核苷酸合成、氨基酸代谢、嘌呤代谢、脂质代谢、碳水化合物代谢、三羧酸循环紊乱有关，其中，尿酸和异黄蝶呤的联合应用可以有效地区分痛风患者和对照组。因此，尿代谢组学研究是了解痛风代谢变化的有效工具，可能为痛风的临床诊断和病理机制研究提供支持[47]。高尿酸血症一直被认为是痛风发病的首要因素，研究人员收集 149 例受试者的血清标本，包括 50 例无症状高尿酸血症患者、49 例痛风患者和 50 例健康对照者，并采用代谢组学研究技术对其进行分析，结果表明：痛风患者的代谢途径明显失调，这些变化与脂质代谢、碳水化合物代谢、氨基酸代谢和能量代谢的紊乱有关；无症状高尿酸血症患者、痛风患者与对照组之间存在明显的代谢差异，表明疾病具有连续的进行性发展轴。这些代谢改变的结合可能给痛风进展的早期预测和诊断带来希望[48]。

6.4.4 代谢组学在中枢神经系统疾病中的应用

中枢神经系统疾病是指影响中枢神经系统内的脑或脊髓结构或功能的神经系统疾病，包括阿尔茨海默病、帕金森病、亨廷顿病、头痛症、癫痫、精神疾病等。对代谢组学的全面研究将有助于识别新的疾病特异性信号作为可能的生物标志物。代谢信号有望取代单一分子作为疾病的生物标志物，因为它将捕获关于疾病发病机制的更全面的信息[49]。代谢组学在中枢神经系统疾病研究中的应用如下：①增加疾病发病机制信息；②识别疾病状态的预后、诊断和替代标志物；③基于代谢特征对疾病进行亚分类；④识别药物反应表型和代谢副作用发展的生物标志物（药物代谢组学）；⑤为药物发现和开发提供工具。

代谢组学已成为中枢神经系统疾病研究的一种强有力的工具。虽然在中枢神经系统疾病中已经进行了大量的脊髓液代谢物研究，但到目前为止还没有这些代谢物的标准"规范"参考水平。这是因为个体研究一次只能测量少量的代谢物，而测量通常只在患病个体中进行，只有相对较少的对照组被研究。因此，在不同的研究中，"正常"值有很大的差异[50]。

6.5 代谢组学与中医药

中医是我国古代传统医学之一，在实践中既形成了系统的理论，又有预防和治疗疾病的方法[51]。进入 21 世纪，中医药在改善人类健康状况和预防或治疗疾病方面越来越受到世界各国的关注，特别是在早期和联合干预、个体化治疗等方面显示出巨大的优势，国际社会对中医药越来越重视[52]。传统中医药在疾病治疗中具有多成分、多靶点的特点，是中华民族的瑰宝，但由于中医症状和重要的疗效均难以用现代医学定性，近代以来中医药的科学性一直遭受着质疑。

近年来，代谢组学技术在现代中医药研究中得到了广泛的应用，代谢组学适用于在生理或病理损伤出现之前观察内源性代谢物的异常变化，以反映生物体的生理或病理状态。中药无论是单味药还是复方均是一个非常繁杂的化学成分系统，代谢组学技术可以实现在药物自身的化学成分、不同时间点体内产生的次级代谢成分、不同时间点生物体的内源性代谢物三个水平同时进行绝对定性和定量分析。代谢组学关注动态、整体代谢成分并提供生化效应信息等特性，与中药治病整体性、动态性原则极其相似，利用代谢组学技术进一步挖掘传统中医学宝库中的科学意义，可为中医学在现代医学科学的背景下发扬光大奠定理论基础。

阐明中医药的功效对于现代医学科学家了解中医临床经验的价值具有重要意义。肾气丸是治疗肾阳虚的重要复方中药，但由于组成复杂等特点，其作用机制还不甚清楚。研究人员采用代谢组学研究技术分析肾气丸中的关键成分及治疗中的生物标志物，为中药治疗提供了理论依据与实际应用中的参考[53]。

过去 20 年中，中药的毒性和安全性问题已经引起国际社会越来越多的关注，由于中药成分和作用机制的复杂性，传统的安全评价方法可能不能准确地评价中药的安全性问题。近年来，代谢组学在中药疗效和毒性评价方面显示出巨大的潜力，大量的代谢组学研究通过生理变化和代谢变化的相关性来探索中药的毒性机制，如肝毒性、肾毒性和心脏毒性[54]。雷公藤内酯醇是从雷公藤中分离出的一种二萜类化合物，具有抗炎、免疫调节和抗肿瘤等多种生物活性，对许多疾病都有治疗作用。然而，雷公藤内酯醇对肝、肾和生殖系统的严重毒性限制了其进一步的临床研究和应用，因此阐明雷公藤内酯醇的毒性机制是非常重要的。研究人员利用 LC-MS 技术来研究雷公藤内酯醇对小鼠的肝毒性，通过雷公藤内酯醇灌胃的方式建立小鼠急性肝损伤模型，并进行血清生化和肝组织学分析以评估毒性程度。结果显示，雷公藤内酯醇处理引起了 30 种代谢物的显著变化，其中 29 种代谢物的丰度与毒性相关；雷公藤内酯醇诱导肝毒性的机制与多种代谢途径的改变有关，包括谷胱甘肽代谢、三羧酸循环、嘌呤代谢、甘油磷脂代谢、牛磺酸和次牛磺酸代谢、泛甲酸和辅酶 A 生物合成、嘧啶代谢和氨基酸代谢。该研究提供了对雷公藤内酯醇毒性作用机制的完整认识，可用于雷公藤内酯醇临床应用过程中肝损伤的早期预测和诊断[55]。代谢组学已广泛应用于鉴定与药物毒性相关的生物标志物，并通过内源性代谢物的变化来揭示毒性机制。

中医学已有数千年的历史，是一门复杂的医学，它基于一种通过在人类生活中建立平衡来治疗疾病的整体观点，反映了中国传统文化和哲学原理，体现了丰富的辩证思想。中医证候是通过四个主要的中医诊断程序——观察、倾听、问答和脉象分析所获得的临床信息的综合分析，是对疾病发生发展规律的认识，也是对患者身体状况的某一阶段的综合反映[56]。代谢组学分析有助于中医证候的现代化研究，加深对中医理论的理解，有助于预测疾病，实现对中药复方临床疗效、安全性和作用机制的综合评价[57]。代谢组学是一个新兴但发展迅速的领域，可能影响我们对中医理论和疾病分子机制的理解。面对复杂的生命现象，代谢组学将成为研究复杂系统理论和中医药现代化的有力手段。相信随着代谢组学技术的进一步发展，代谢组学将极大地促进中医药研究，有利于中药的现代化和建立国际标准。

代谢组学是研究代谢途径和测量生命系统中独特生物分子的科学，依赖于分析技术和数据处理系统的改进，是一个极具潜力的发展领域。随着技术的进步，代谢组学领域继续快速发展，代谢组学的发展是一个整合的过程，在此过程中，生物信息学的挖掘和生物学意义的解释通过不同方式的整合分析得到加强。代谢组学正在实现其自身的完整性和系统性，在药物发现、药物毒理学和安全性评价、临床生理学、疾病的早期诊断和个性化治疗等诸多领域得到了应用。由于代谢物代表细胞生化和生理过程的最终产物，结合转录组学和蛋白质组学研究代谢物，将有助于更好地理解疾病的发病机制和干预机制。

参 考 文 献

[1] Jang C, Chen L, Rabinowitz J D. Metabolomics and isotope tracing[J]. Cell, 2018, 173(4): 822-837.

[2] Ebenhöh O, Heinrich R. Evolutionary optimization of metabolic pathways. Theoretical reconstruction of the stoichiometry of ATP and NADH producing systems[J]. Bulletin of Mathematical Biology, 2001, 63(1): 21-55.

[3] Jacob M, Lopata A L, Dasouki M, et al. Metabolomics toward personalized medicine[J]. Mass Spectrometry Reviews, 2019, 38(3): 221-238.

[4] Patti G J, Yanes O, Siuzdak G. Metabolomics: the apogee of the omics trilogy[J]. Nature Reviews Molecular Cell Biology, 2012, 13(4): 263-269.

[5] Jian-Fei X, Liang Q L, Ping H U, et al. Recent trends in strategies and methodologies for metabonomics[J]. Chinese Journal of Analytical Chemistry, 2009, 37(1): 136-143.

[6] Nicholson J K, Connelly J, Lindon J C, et al. Metabonomics: a platform for studying drug toxicity and gene function[J]. Nature Reviews Drug Discovery, 2002, 1(2): 153.

[7] Zhu C, Liang Q L, Wang Y M, et al. Integrated development of metabonomics and its new progress[J]. Chinese Journal of Analytical Chemistry, 2010, 38(7): 1060-1068.

[8] Holmes E, Wilson I D, Nicholson J K. Metabolic phenotyping in health and disease[J]. Cell, 2008, 134(5): 714-717.

[9] Lenz E M, Wilson I D. Analytical strategies in metabonomics[J]. Journal of Proteome Research, 2007, 6(2): 443-458.

[10] Gordon S M, Szidon J P, Krotoszynski B K, et al. Volatile organic compounds in exhaled air

from patients with lung cancer[J]. Clinical Chemistry, 1985, 31(8): 1278-1282.

[11] Poli D, Goldoni M, Corradi M, et al. Determination of aldehydes in exhaled breath of patients with lung cancer by means of on-fiber-derivatisation SPME-GC/MS[J]. Journal of Chromatography B, 2010, 878(27): 2643-2651.

[12] Lubes G, Goodarzi M. GC-MS based metabolomics used for the identification of cancer volatile organic compounds as biomarkers[J]. Journal of Pharmaceutical and Biomedical Analysis, 2018, 147: 313-322.

[13] Liang Y, Gai X Y, Chang C, et al. Metabolomic Profiling differences among asthma, COPD, and healthy subjects: A LC-MS-based metabolomic analysis[J]. Biomedical and Environmental Sciences, 2019, 32(9): 659-672.

[14] Lee M S, Kerns E H. LC/MS applications in drug development[J]. Mass Spectrometry Reviews, 1999, 18(3-4): 187-279.

[15] Gallardo E, Barroso M, Queiroz J A. LC-MS: a powerful tool in workplace drug testing[J]. Drug Testing and Analysis, 2009, 1(3): 109-115.

[16] Ishikawa S, Sugimoto M, Kitabatake K, et al. Identification of salivary metabolomic biomarkers for oral cancer screening[J]. Scientific Reports, 2016, 6: 31520.

[17] Cieslarova Z, Lopes F S, do Lago C L, et al. Capillary electrophoresis tandem mass spectrometry determination of glutamic acid and homocysteine's metabolites: Potential biomarkers of amyotrophic lateral sclerosis[J]. Talanta, 2017, 170: 63-68.

[18] Barbas C, Moraes E P, Villaseñor A. Capillary electrophoresis as a metabolomics tool for non-targeted fingerprinting of biological samples[J]. Journal of Pharmaceutical and Biomedical Analysis, 2011, 55(4): 823-831.

[19] Ravanbakhsh S, Liu P, Bjorndahl T C, et al. Accurate, fully-automated NMR spectral profiling for metabolomics[J]. PLoS One, 2015, 10(5): e0124219.

[20] Dona A C, Jiménez B, Schäfer H, et al. Precision high-throughput proton NMR spectroscopy of human urine, serum, and plasma for large-scale metabolic phenotyping[J]. Analytical Chemistry, 2014, 86(19): 9887-9894.

[21] Markley J L, Brüschweiler R, Edison A S, et al. The future of NMR-based metabolomics[J]. Current Opinion in Biotechnology, 2017, 43: 34-40.

[22] Gowda G A N, Raftery D. Can NMR solve some significant challenges in metabolomics[J]. Journal of Magnetic Resonance, 2015, 260: 144-160.

[23] Hyötyläinen T. Novel methodologies in metabolic profiling with a focus on molecular diagnostic applications[J]. Expert Review of Molecular Diagnostics, 2012, 12(5): 527-538.

[24] Laíns I, Gantner M, Murinello S, et al. Metabolomics in the study of retinal health and disease[J]. Progress in Retinal and Eye Research, 2019, 69: 57-79.

[25] Nicholson J K, Lindon J C. Systems biology: metabonomics[J]. Nature, 2008, 455(7216): 1054.

[26] Cheng S, Rhee E P, Larson M G, et al. Metabolite profiling identifies pathways associated with metabolic risk in humans[J]. Circulation, 2012, 125(18): 2222-2231.

[27] Schmidt K, Podmore I. Current challenges in volatile organic compounds analysis as potential

biomarkers of cancer[J]. Journal of Biomarkers, 2015, 2015: 981458.

[28] Boroughs L K, DeBerardinis R J. Metabolic pathways promoting cancer cell survival and growth[J]. Nature Cell Biology, 2015, 17(4): 351-359.

[29] Armitage E G, Ciborowski M. Applications of Metabolomics in Cancer Studies[M]// Sussulini A. Metabolomics: From Fundamentals to Clinical Applications. Switzerland: Springer, Cham, 2017: 209-234.

[30] Warburg O. Injuring of Respiration the Origin of Cancer Cells[J]. Science, 1956, 123(3191): 309-314.

[31] Vander Heiden M G. Targeting cancer metabolism: a therapeutic window opens[J]. Nature Reviews Drug Discovery, 2011, 10(9): 671.

[32] Armitage E G, Barbas C. Metabolomics in cancer biomarker discovery: current trends and future perspectives[J]. Journal of Pharmaceutical and Biomedical Analysis, 2014, 87: 1-11.

[33] Wang C, Sun B, Guo L, et al. Volatile organic metabolites identify patients with breast cancer, cyclomastopathy, and mammary gland fibroma[J]. Scientific Reports, 2014, 4: 5383.

[34] OuYang D, Xu J, Huang H, et al. Metabolomic profiling of serum from human pancreatic cancer patients using ^{1}H NMR spectroscopy and principal component analysis[J]. Applied Biochemistry and Biotechnology, 2011, 165(1): 148-154.

[35] Pandey R, Caflisch L, Lodi A, et al. Metabolomic signature of brain cancer[J]. Molecular Carcinogenesis, 2017, 56(11): 2355-2371.

[36] Kordalewska M, Markuszewski M J. Metabolomics in cardiovascular diseases[J]. Journal of Pharmaceutical and Biomedical Analysis, 2015, 113: 121-136.

[37] McGarrah R W, Crown S B, Zhang G F, et al. Cardiovascular metabolomics[J]. Circulation Research, 2018, 122(9): 1238-1258.

[38] Würtz P, Raiko J R, Magnussen C G, et al. High-throughput quantification of circulating metabolites improves prediction of subclinical atherosclerosis[J]. European Heart Journal, 2012, 33(18): 2307-2316.

[39] Wang L, Hou E, Wang L, et al. Reconstruction and analysis of correlation networks based on GC-MS metabolomics data for young hypertensive men[J]. Analytica Chimica Acta, 2015, 854: 95-105.

[40] Friedrich N. Metabolomics in diabetes research[J]. Journal of Endocrinology, 2012, 215(1): 29.

[41] Suhre K, Meisinger C, Döring A, et al. Metabolic footprint of diabetes: a multiplatform metabolomics study in an epidemiological setting[J]. PLoS One, 2010, 5(11): e13953.

[42] Sas K M, Karnovsky A, Michailidis G, et al. Metabolomics and diabetes: analytical and computational approaches[J]. Diabetes, 2015, 64(3): 718-732.

[43] Pataky Z, Armand S, Müller-Pinget S, et al. Effects of obesity on functional capacity[J]. Obesity, 2014, 22(1): 56-62.

[44] Cirulli E T, Guo L, Swisher C L, et al. Profound perturbation of the metabolome in obesity is associated with health risk[J]. Cell Metabolism, 2019, 29(2): 488-500. e2.

[45] Golay A, Swislocki A L M, Chen Y D I, et al. Effect of obesity on ambient plasma glucose, free fatty acid, insulin, growth hormone, and glucagon concentrations[J]. The Journal of Clinical

Endocrinology & Metabolism, 1986, 63(2): 481-484.

[46] Park S, Sadanala K C, Kim E K. A metabolomic approach to understanding the metabolic link between obesity and diabetes[J]. Molecules and Cells, 2015, 38(7): 587.

[47] Li Q, Wei S, Wu D, et al. Urinary metabolomics study of patients with gout using gas chromatography-mass spectrometry[J]. BioMed Research International, 2018, 2018:3461572.

[48] Zhang Y, Zhang H, Chang D, et al. Metabolomics approach by ^{1}H NMR spectroscopy of serum reveals progression axes for asymptomatic hyperuricemia and gout[J]. Arthritis Research & Therapy, 2018, 20(1): 111.

[49] Quinones M P, Kaddurah-Daouk R. Metabolomics tools for identifying biomarkers for neuropsychiatric diseases[J]. Neurobiology of Disease, 2009, 35(2): 165-176.

[50] Kaddurah-Daouk R, Krishnan K R R. Metabolomics: a global biochemical approach to the study of central nervous system diseases[J]. Neuropsychopharmacology, 2009, 34(1): 173.

[51] Zhang A, Sun H, Qiu S, et al. Recent highlights of metabolomics in chinese medicine syndrome research[J]. Evidence-Based Complementary and Alternative Medicine, 2013, 2013:402159.

[52] Lao Y M, Jiang J G, Yan L. Application of metabonomic analytical techniques in the modernization and toxicology research of traditional Chinese medicine[J]. British Journal of Pharmacology, 2009, 157(7): 1128-1141.

[53] Zhou X H, Zhang A H, Wang L, et al. Novel chinmedomics strategy for discovering effective constituents from ShenQiWan acting on ShenYangXu syndrome[J]. Chinese Journal of Natural Medicines, 2016, 14(8): 561-581.

[54] Duan L, Guo L, Wang L, et al. Application of metabolomics in toxicity evaluation of traditional Chinese medicines[J]. Chinese Medicine, 2018, 13(1): 60.

[55] Zhao J, Xie C, Mu X, et al. Metabolic alterations in triptolide-induced acute hepatotoxicity[J]. Biomedical Chromatography, 2018, 32(10): e4299.

[56] Sun H, Zhang A, Wang X. Potential role of metabolomic approaches for Chinese medicine syndromes and herbal medicine[J]. Phytotherapy Research, 2012, 26(10): 1466-1471.

[57] Zhang A, Sun H, Wang Z, et al. Metabolomics: towards understanding traditional Chinese medicine[J]. Planta Medica, 2010, 76(17): 2026-2035.

7

微生物组学与精准医疗

7.1　微生物组基础

　　2003 年人类基因组计划完成，诸多人类微生物组计划项目相继开展，微生物组的时代已经悄然而至，最近几年微生物组研究蓬勃发展。人体有两个基因组，第一基因组是我们从父母那里遗传而来的人基因组，第二基因组是人体内共生微生物的基因组。生活在人体内或表面的全部微生物及其编码的遗传信息被称为人体微生物组（microbiome）[1]。微生物组学（microbiomics）是以微生物组为对象，研究其结构与功能、内部群体间的相互作用和作用机制，研究其与环境或者宿主的相互关系，并最终能够调控微生物群体生长、代谢等的一门学科。这些数以万亿计的微生物组成的复杂群落统称为人体微生物群（microbiota）[2]，主要包含细菌、真菌、古菌、原生动物和病毒等，人体大约有 100 万亿个微生物细胞和千万亿个病毒[3]。人体微生物种类高度复杂，到目前为止，我们对微生物的认识和研究还很有限，其中对细菌特别是肠道菌群的研究较为深入和广泛，据估计，细菌占人体细胞的比例约为 90%，而在所有基因中，这一比例超过 99%。微生物体积都很小，它们只占我们体重的 1%~3%，这些微生物大多是无害的，事实上它们对维持机体健康必不可少，对人类生存至关重要。例如，有些微生物产生一些我们自身不能合成的维生素，分解食物以提取人体所需的营养物质，产生抗炎复合物抵抗其他致病微生物等。

　　人体微生物组不仅具有早期诊断生物标志物的潜力，可能在疾病治疗方面也有重要作用[4]，因此，微生物组学研究对于未来疾病的个性化医疗是不可或缺的。传统的微生物学侧重于将单个物种作为对象进行研究，然而，据估计人体表面70%以上的细菌采用已有技术无法培养出[5]，因此传统的细菌培养技术已不再是微生物鉴定的金标准。高通量测序技术和生物信息学的快速发展大大改变了我们对微生物组的理解，人体微生物组中最常见的组分是原核核糖体 30S 小亚基，30S 小亚基含有 21 种不同的蛋白质分子和一个 16S rRNA，其中，16S rRNA 基因被称为 16S rDNA，细菌的 16S rDNA 一般由 10 个保守区和 9 个可变区组成，可变区序列在不同种类的细菌之间存在很大差异，因此现常利用 16S rRNA 基因测序技术对微生物（细菌和古菌）进行分类鉴定。

DNA 测序技术的进步创造了一个新的研究领域，被称为宏基因组学（metagenome）或元基因组学，能够对微生物群落进行全面的分析，而不需要培养。DNA 测序技术的快速发展已经成为非培养微生物组研究的关键推动力。宏基因组测序技术不是针对单个微生物的基因组，主要是针对样品中所有微生物的基因组进行分析，包含细菌、古菌、真菌和病毒等信息，能够对微生物进行基因和功能的深入研究，在物种鉴定方面更占优势。

7.2　微生物组计划项目

随着高通量测序技术的快速发展和微生物研究的不断深入，人们逐步认识到微生物组在维护人类健康和地球生态系统平衡中发挥着不可替代的作用，诸多微生物组计划项目被启动。在过去的 10 年中，在人类微生物组研究上的花费已超过 17 亿美元，这些项目主要在美国、欧盟、中国、加拿大、韩国和日本进行。

7.2.1　人类微生物组计划

人类微生物组计划（Human Microbiome Project，HMP）又称为第二人类基因组计划，由美国国立卫生研究院（National Institutes of Health，NIH）资助，在 2007年被提出之后，于 2008 年正式启动。HMP 总体任务是全面表征人类微生物组并分析其在人类健康和疾病中的作用。HMP 研究人员对 300 名健康的志愿者进行了抽样，对人体鼻腔、口腔、皮肤、胃肠道和泌尿生殖道这 5 个部位的微生物群落进行了分析研究，确定了人类正常微生物变异的界限。这个项目包含 5 个既定的目标：①对 3000 个分离的微生物基因组进行测序，绘制这些微生物的参考基因组；②开展 16S rRNA 测序和宏基因组测序（metagenomic whole-genome shotgun sequencing，mWGS）研究，对人体不同部位的微生物群落复杂程度进行评估，为每个部位是否存在核心微生物组提供初步答案；③开展示范项目，确定疾病与人体微生物组变化之间的关系；④开发用于计算分析的新工具和技术，建立数据分析协调中心（Data Analysis and Coordinating Center，DACC）和资源库；⑤审查在人类微生物群落宏基因组分析的研究和应用中要考虑的伦理、法律和社会影响。

7.2.2 人类微生物组整合计划

HMP 第二阶段即人类微生物组整合计划（integrative HMP，iHMP），于 2014 年启动。iHMP 项目采用多组学技术研究微生物组和宿主之间的时间动态变化，创建微生物组和宿主的综合纵向数据集，进一步阐明人体微生物在健康和疾病中的关键作用，为理解疾病发生和进展提供深刻的见解。iHMP 包含三项研究，分别是妊娠和早产、炎症性肠病（inflammatory bowel disease，IBD）及 2 型糖尿病（type 2 diabetes，T2D），即三种与微生物组关联性最为紧密的生理或病理状态，目前这三项研究已完成第一阶段，为研究者提供了丰富的可利用资源，这些新发现有助于我们理解疾病特征，促进疾病治疗。这三项 iHMP 研究成果发表在 2019 年 5 月 30 日 *Nature* 及 *Nature Medicine* 科研期刊上。

世界范围内早产的发生率超过 10%,各国人口之间的早产频率存在显著差异，在美国，非洲裔女性承担着较高的早产风险。弗吉尼亚联邦大学的阴道微生物组联盟研究团队专注于阐明微生物组及其组成部分在早产病因中的作用，该团队收集并获得了约 12 000 份样本的组学数据，作为 iHMP 项目的一部分。通过对 45 名早产孕妇和 90 名足月分娩孕妇的阴道细菌样本进行 16S rRNA、宏基因组、宏转录组和细胞因子谱的纵向分析，研究人员发现早产妇女阴道内卷曲乳杆菌（*Lactobacillus crispatus*）水平明显较低，但与正常孕妇相比，细菌性阴道炎相关细菌 1（BVAB1）、*Sneathia amnii*、TM7-H1 细菌、一组普雷沃菌属（*Prevotella*）物种及另外 9 个分类群细菌的水平较高。该研究团队还描述了 BVAB1 和 TM7-H1 的第一个代表性基因组，发现早产孕妇和足月孕妇的差异菌群与阴道分泌物中的促炎细胞因子高度相关。该研究数据表明，结合其他临床和可能的遗传因素、微生物组相关的分类学、代谢和免疫生物标志物可能有助于确定早产风险，并且这种风险可能在妊娠早期进行评估和预测[6]。

IBD 包括克罗恩病和溃疡性结肠炎，这类慢性疾病影响全世界数百万人。克罗恩病和溃疡性结肠炎是一种复杂疾病，在临床、免疫学、分子、遗传和微生物水平上均存在异质性。作为 iHMP 项目的一部分，研究人员对 132 名受试者进行了为期 1 年的跟踪研究，以生成疾病期间宿主与微生物活动的综合纵向分子图谱，该研究结果为 IBD 活动期间肠道微生物群的功能失调提供了一个全面的视角，疾病活动期间以时间变异性的增加为标志，具有特征性的分类、功能和生化变化。最后，综合分析确定了导致这种失调的微生物、生化和宿主因素。该研究提供了迄今为止对 IBD 过程中宿主和微生物活动最为全面的描述，有望为理解疾病发病和进展带来深刻见解，也指明了治疗 IBD 的新潜在方向[7]。

T2D 是一种炎症性疾病，已成为世界范围内日益严重的公共健康问题，但我们对其早期阶段、对生物学过程的影响，或向 T2D 的高风险状态过渡知之甚少。为了更好地理解 T2D 的早期阶段，斯坦福大学研究团队对 106 名健康个体和糖尿病早期患者进行了为期 4 年的跟踪调查，收集样本并对转录组、代谢组、细胞因子、蛋白质组及微生物组的变化进行了深入剖析，这个丰富的纵向数据集揭示：①不同个体健康状况不同，显示出不同的内部变化和（或）个人之间的变化。②在呼吸道病毒感染和免疫期间发生广泛的宿主和微生物变化，免疫触发潜在的保护性反应与对呼吸道病毒感染的反应不同。此外，在呼吸道病毒感染期间，胰岛素抵抗组与胰岛素敏感组的反应不同。③对成千上万种分子进行全面联合分析，揭示了胰岛素抵抗组和胰岛素敏感组之间宿主-微生物相互作用存在差异。这些深入的多组学研究使我们能够在个体水平上研究疾病发展的早期分子迹象，该研究团队确定了 T2D 发病前个体的早期分子特征，包括炎症标志物白细胞介素-1 受体激动剂（IL-1RA）和高敏 C 反应蛋白（HSCRP）与外源性诱导的免疫信号。该研究揭示了葡萄糖代谢失调患者和健康个体在健康和疾病期间不同的通路和反应变化，为进一步研究健康、糖尿病早期和 T2D 状态提供了一个开放的数据资源[8]。

不可否认，这些研究提供了迄今为止报道的对人体宿主健康状况及其微生物群落特征的最全面的动态跟踪。

7.2.3　美国国家微生物组计划

2016 年 5 月 13 日，美国白宫科学和技术政策办公室（OSTP）与联邦机构、私营基金管理机构联合启动美国国家微生物组计划（National Microbiome

Initiative，NMI），这是奥巴马政府继脑计划、精准医疗、抗癌"登月计划"之后推出的又一个重大国家科研计划。NMI 项目旨在以有利于个人、社区乃至全人类的方式推进微生物组科学的发展，以帮助在医疗保健、粮食生产和环境恢复等领域开发出有价值的应用。微生物对人类健康、气候变化、粮食安全和其他因素都有影响，微生物群不平衡与人类慢性疾病（如肥胖症、糖尿病和哮喘）、生态失衡（如墨西哥湾"死亡区"）、农业生产力降低及气候破坏等有关。NMI 项目专注于对不同生态系统中微生物组进行比较研究，以寻求塑造所有微生物组的组织原则，了解这些原则对于开发可靠地改变微生物组以造福个人、社区和社会的方法是必要的。具体来说，NMI 项目有三个目标：第一，支持跨学科研究，解决不同生态系统中关于微生物组的基本问题；第二，开发平台技术，了解分享多样化生态系统中微生物组的知识，提高微生物组数据的访问量；第三，通过全民科学和教育机会扩大微生物组工作人员规模。随着低成本高通量基因测序技术的发展及生物信息学工具的不断革新，微生物组已成为国际生命科学研究中的热点，正发展为促进经济增长的一个新兴领域。

7.2.4　欧盟人类肠道宏基因组计划

欧盟人类肠道宏基因组计划（Metagenomics of the Human Intestinal Tract，MetaHIT）是由欧盟第七框架计划（FP7）资助的子项目之一，于 2008 年启动，致力于建立人类肠道微生物基因的参考目录，确定人肠道微生物基因与人体健康和疾病的关系。该项目的合作伙伴包括来自 8 个国家学术界和工业界的 13 个成员。MetaHIT 项目的目的是研究人类肠道中的所有微生物群落，进而了解人类肠道中细菌的物种分布，最终为后续研究肠道微生物与人的肥胖、肠炎等疾病的关系提供非常重要的理论依据。华大基因为该计划顺利实施提供了科学研究平台，开发了一系列具有针对性的生物信息学分析方法，对测序数据进行组装、注释、群落多态性研究和基因功能分类，承担了 MetaHIT 计划中 200 多个欧洲人肠道微生物样品的测序及后续生物信息分析工作。

7.2.5　中国科学院微生物组计划

中国科学院微生物组计划是由中国科学院微生物研究所牵头，整合了包括中国科学院上海生命科学研究院、生物物理研究所、昆明动物研究所、生态环境研究中心、青岛生物能源与过程研究所及北京协和医院等 14 家机构的研究力量，于 2017 年 12 月 20 日正式启动，执行期为 2 年，总投入 3000 万元人民币，聚焦人体和环境健康的微生物组研究，开发相应的微生物组学新方法、新技术；通过研究互作机制，发现微生物与人类和环境共同演化的科学规律，为人类健康问题和社会可持续发展提供新的解决之道。该项目分为五个子课题：①基于微生物组学策略干预代谢性疾病及并发症的机制；②家养动物肠道微生物组功能解析与调控；③活性污泥微生物组功能网络解析与调节机制；④微生物组功能解析技术与计算方法学；⑤中国微生物组数据库与资源库建设。这一项目将系统提升我国微生物组研发的能力和水平，我们应全面推广中国微生物组计划，缩小我国同国际发达国家微生物组研究的差距。

7.2.6　CardioBiome 项目

CardioBiome 项目与其他人体微生物组计划不同的是，该项目的核心在于开发一个生物信息学云平台，用于分析和存储人体微生物组数据，并进一步同步到个人电子病历中。这个项目主要研究的是急性心肌梗死患者的血液微生物组，来自欧盟的医学和科研工作者们将搜集来自患者的 4000 多个样本，进行测序及多种数据整合，这些研究结果作为有价值的生物标志物对于许多疾病的预防、诊断和随访是非常重要的。

7.3　人体微生物组分类

人体不同部位发现的微生物组都是高度专门化的，根据微生物组存在部位不同，人体微生物组可以细分为皮肤微生物组、口腔微生物组、呼吸道微生物组、肺部微生物组、泌尿生殖道微生物组、肠道微生物组、肿瘤微生物组等，下面将详细介绍肺部微生物组和肠道微生物组。

7.3.1　肺部微生物组

近年来，可能受"健康的肺没有细菌"[9]这一观点的影响，与肠道微生物组相比，肺部微生物组得到的关注较少。

许多关于肺部微生物组研究的取样方式主要为支气管肺泡灌洗（broncho-alveolar lavage，BAL）[10,11]，此种方式最大限度地降低了来自上呼吸道微生物的污染风险，但同时也会给患者带来很大不适；也有采用支气管镜刷检（bronchoscopic brushing）和痰样品两种方式取样。有研究表明，尽管口腔和鼻内的微生物群存在明显的不同，但支气管镜的插入途径（口腔和鼻）对肺部微生物组没有明显的影响[12,13]。痰样品已被广泛用于一些肺部疾病的研究，虽然使用痰液会增加来自上呼吸道微生物的污染风险，但口咽部微生物群的存在并不会掩盖痰液中与肺健康相关的有意义的微生物信号[12]。

肺部微生物组的组成由微生物迁移、微生物消除及其成员的相对繁殖率这三个因素的平衡所决定，肺部微生物组的任何变化都可归因于这些因素[10]。健康的肺部微生物组很大程度上取决于微生物迁移与消除之间的平衡，其成员的不同繁殖率贡献相对较小[14,15]。在慢性肺部疾病中，所有这些因素都有显著的变化，并且在病情恶化期间也会发生进一步的变化[10]。

肺部微生物生长除了需要一定的环境条件，如营养、温度、pH、氧张力等，还受炎症细胞数量及活化状态的影响，当呼吸道和肺泡内炎症细胞数量增多且被活化时，其杀灭、清除细菌的效果大大提高[16,17]。在疾病状态下，肺部微生物生长条件变化巨大，为特定细菌繁殖创造了有利的条件[18]。例如，有些肺部疾病早期会伴随呼吸道内黏液的分泌增加，黏液会造成局部缺氧和温度升高，两者都选择性地促进某些细菌的生长[19,20]。黏液的产生也为肺部微生物提供了营养，肺泡内儿茶酚胺和炎症细胞因子的产生促进特定细菌种类的生长，如铜绿假单胞菌（*Pseudomonas aeruginosa*）、肺炎链球菌（*Streptococcus pneumoniae*）、金黄色葡萄球菌（*Staphylococcus aureus*）。除了肺部疾病会导致肺部微生物生长环境的改变，许多肺部疾病的治疗方法对其生长环境也会产生明显的影响，补充氧气、全身性和吸入性糖皮质激素、全身性和吸入性抗生素可能会对肺部微生物产生多方面的影响[12]。

Hilty 等[21]在进行哮喘呼吸道微生物群落紊乱研究时，对 43 例包含健康个体和患慢性阻塞性肺疾病（COPD）或哮喘的患者采用支气管镜刷检或支气管肺泡灌洗方式取样，通过 16S rRNA 基因序列分析技术发现他们肺部微生物组成相似度很高，主要由棒状杆菌属（*Corynebacterium*）、普雷沃菌属（*Prevotella*）、葡萄球菌属（*Staphylococcus*）、链球菌属（*Streptococcus*）、韦荣球菌属（*Veilonella*）、嗜血杆菌属（*Haemophilus*）和奈瑟球菌属（*Neisseria*）这 7 个菌属组成。

Erb-Downward 等[22]对 3 名健康不吸烟者、7 名健康吸烟者及 4 名 COPD 患者采用支气管肺泡灌洗方式取样，对其肺部微生物进行分析，发现各研究小组之间细菌群落没有明显的数量差异，且存在广泛重叠现象，其肺部微生物包含 7 个核心菌属，分别是假单胞菌属（*Pseudomonas*）、链球菌属、普雷沃菌属、梭杆菌属（*Fusobacterium*）、嗜血杆菌属、韦荣球菌属和卟啉单胞菌属（*Porphyromonas*）。

7.3.2　肠道微生物组

人体最大、最复杂的微生物群是肠道微生物群，是近些年的研究热点。平均 1g 粪便中含有 10^{12} 个细胞[23]，与成人相比，婴儿肠道微生物群组成相对简单，年龄的增长导致人类肠道微生物群的高度变异性和复杂性。人体肠道微生物组包含超过 1000 万个基因，并且是高度个性化的[24,25]。

大多数针对肠道菌群或肠道微生物组的研究都是在粪便样本上进行的，因为粪便样本的采集是非侵入性的，容易获得。肠道微生物群除了维持肠道的正常结构外，还会影响宿主的新陈代谢、炎症、免疫等生理功能[26]，其关键作用是调节宿主免疫反应，肠道菌群失衡可能会导致肠胃和肠胃外疾病的发生[27]；肠道微生物影响免疫反应的一个重要机制是产生代谢产物，许多代谢产物的变化与代谢、神经和免疫条件有关，如短链脂肪酸和色氨酸。其中，短链脂肪酸是由盲肠和结肠中不可消化的膳食纤维厌氧发酵产生的[28]。鉴于肠道微生物群与人类在营养消耗方面的共生关系，饮食是肠道微生物群的主要决定因素；药物特别是抗生素是另一个关键决定因素[2]。维持健康的肠道微生物群可以帮助患者对抗疾病，而如何维持一个健康的肠道微生物群正日益成为人们关注的焦点，其实，影响肠道微生物群结构的因素还有很多，如睡眠、运动、宿主所处的环境等，保持健康的生活方式和生活习惯对于改善宿主体内微生物平衡有重要作用。

人体微生物组已成为人们最感兴趣的研究领域之一，在过去的 20 年里，大量研究证明微生物组在人体健康维持和疾病治疗中具有十分重要的作用，它不仅对人体的内分泌、生理、神经系统等产生影响，还可以改变疾病的状态，并与药物的敏感性和耐受性有关[29]。微生物组的平衡有助于维持人体内环境的稳定，任何情况下，如果人体微生物组失衡，都会对人体健康产生负面影响[30]。一个健康的微生物组具有高度的多样性，大量有益微生物能够抵抗人体在生理压力下发生的变化，而与疾病相关的微生物组表现出较低的多样性，有益微生物数量减少，并且存在引起炎症的病原体[31]。微生物组生态失调可能与多种疾病相关，如过敏、癌症、自闭症、肥胖、厌食症、糖尿病、炎症性肠病等[3]，针对这些疾病，操纵微生物组的策略正在研究和开发利用中，了解宿主与微生物之间导致疾病发生的相互作用将改善疾病诊断与靶向治疗。

7.4　微生物组学研究技术

随着微生物测序技术和数据分析的进步，微生物组学相关研究呈爆发式增长，其研究技术的重要性也越来越受到关注。这里对当下使用的微生物组学研究技术进行介绍。

7.4.1　16S rRNA 基因测序技术

7.4.1.1　16S rRNA 基因

19 世纪末，德国细菌学家 Robert Koch 发展了细菌的培养与分离技术，然后通过生化染色和显微镜观察其形态和培养特性来鉴定和表征这些细菌。100 多年来，这些基于培养的技术是进行细菌分类的金标准。然而，这些方法仅限于能够被分离并在特定实验条件下存活的一小部分微生物。16S rRNA 基因是原核生物所特有的基因，并且在原核生物中具有极高的拷贝数，全长 1542nt 的 DNA 序列包含 9 个间隔的高变区，如图 7.1 所示，兼具特异性和保守性的 16S rRNA 基因序列作为微生物标记被广泛应用于研究中。16S rRNA 基因在不同种类的细菌和古菌之间高度保守，可用于系统发育研究。20 世纪 70 年代末，Carl Woese 等[32]开创了 16S rRNA 基因的这一用途，他们基于 16S rRNA 基因建立了第一个细菌的系统发育关系。在细菌系统发育关系建立后不久，Norman Pace 及其同事开发了一种利用 PCR 扩增从基因组 DNA 中分离出 16S rRNA 基因的技术，然后可以将 16S rRNA 基因的序列与系统发育参考树进行比较，以便进行分类[33]。因此，16S rRNA 基因被认为最适于进行细菌系统发育学研究和物种分类鉴定，目前用于 16S rRNA 基因深度测序的区域主要有 V4 区、V3-V4 区和 V4-V5 区等。

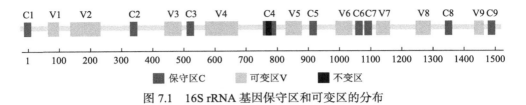

图 7.1 16S rRNA 基因保守区和可变区的分布

7.4.1.2 测序平台

16S rRNA 基因测序即对特定可变区（可选择单可变区或多可变区）进行 PCR 扩增，再结合高通量测序和生物信息分析来鉴定细菌群落组成、表达丰度，以及开展系统进化分析。16S rRNA 基因测序无须分离培养细菌，实验操作简单，并可大规模鉴定特定生境中全部菌群而成为研究微生物群落多样性的首选方案。采用的测序平台的类型取决于最终的研究目的，一般而言，较短的读长足以进行大多数微生物群落的表征研究，但会降低分类学的精度；较长的读长有利于区分菌株或物种。双端测序通常用于解决与较短读长相关的问题，进行末端双向测序，并将测序结果合并到一个较长的读长中。该领域许多研究人员采用第二代测序技术——Roche/454 焦磷酸测序技术进行科学研究，读长为 400～500bp，该技术是一种依靠生物发光进行 DNA 序列分析的新技术，是通过边合成边测序的原理进行测序的，具体来说是在 DNA 聚合酶、ATP 硫酸化酶、荧光素酶和双磷酸酶的协同作用下，将引物上每一个 dNTP 的聚合与一次荧光信号释放偶联起来，通过检测荧光信号释放的有无和强度，达到实时测定 DNA 序列的目的。此技术不需要荧光标记的引物或核酸探针，也不需要进行电泳，具有分析结果快速、准确、灵敏度高和自动化的特点。目前，Illumina MiSeq 台式测序仪是在单个仪器上整合了扩增、测序和数据分析的新一代测序仪，可实现 2500 万条测序读段和 2 × 300bp 的读长，实现高达 15Gb 的产出，最快可在 8 小时内完成从 DNA 样本建库到数据分析获取的全过程。

7.4.2 宏基因组学技术

7.4.2.1 宏基因组及宏基因组学

1998 年，Handelsman 等在前人研究的基础上首次提出了宏基因组的概念，即"特定生态环境中所有生物遗传物质的总和"。广义宏基因组是指特定环境下所有生物遗传物质的总和，它决定了生物群体的生命现象。它是以生态环境中全部DNA 作为研究对象，通过克隆、异源表达来筛选有用基因及其产物，研究其功能和彼此之间的关系和相互作用，并揭示其规律的一门科学。狭义宏基因组则以生态环境中全部细菌和真菌基因组 DNA 作为研究对象，它不是采用传统的培养微生物的基因组，包含了可培养和还不能培养的微生物的基因，通过克隆、异源表达来筛选有用基因及其产物，研究其功能和彼此之间的关系及相互作用，并揭示其规律。

宏基因组学是利用新一代高通量测序技术，以特定环境下微生物群体基因组为研究对象，采用功能基因筛选和测序分析等研究工具，在分析微生物多样性、种群结构、进化关系的基础上，进一步探究微生物群体功能活性、相互协作关系及与环境之间的关系，发掘潜在的生物学意义。宏基因组学的产生使人们摆脱了物种界限，克服了传统微生物培养方式的缺陷，拓宽了微生物资源的利用空间，近年来，科学家们越来越认识到宏基因组研究的重要性。宏基因组学的发展先后经历了 4 个阶段，分别是环境基因组学、微生物基因组学、宏基因组学和人类宏基因组学阶段。

7.4.2.2 检测流程

宏基因组学技术是一种不需要进行微生物培养的微生物研究方法，可以直接对取自环境里的微生物样品进行分析和研究。整个流程是先将样品里的 DNA 提取出来进行测序，然后对未处理过的原始数据进行质量控制，最后用计算机软件对测序结果进行分析。宏基因组数据不仅能够确定群落中的微生物组成，而且还能够对这些微生物的潜在功能进行深入研究。此外，宏基因组测序允许研究者们重建基因组，这些基因组目前可能没有参考基因组，因此不能通过培养或 16SrRNA 基因测序技术进行微生物分类。

7.4.2.3 宏基因组数据分析

有多种工具可用于分析宏基因组数据。①MetaPhlAn2：可基于宏基因组数据，获得微生物群体中种水平精度的组成，包括细菌、古菌、真核生物和病毒。如果有株水平基因组的物种，也可以追踪和研究。其基本思想如下：首先，根据已有数据库的序列信息形成每个物种独特的标记基因；然后，将测序读段与标记基因进行比对，从而确定菌群的物种组成；最后，基于比对上的读段数和标记基因长度计算得到标准化后的物种丰度信息。②MetaCHIP：是一款分析群体水平基因转移的工具，主要通过 BLASTN 搜索最佳匹配、进化树构建两种方法分析水平基因转移，该工具可以从微生物群落数据中检测出具有不同程度遗传差异的水平基因转移，并提供新的生物学和生态学见解。MetaCHIP 的具体工作流程整合了宏基因组序列组装、分箱、基因预测、序列比对和进化树分析的多个生物信息学工具[34]。

宏基因组测序正在彻底改变微生物物种的检测和表征，并且有多种软件工具可用于对这些数据进行分类。2019 年 8 月发表在 *Cell* 杂志上的一篇论文回顾了当前的宏基因组分析方法，并使用模拟和实验数据集评估了 20 个宏基因组分类器的性能，同时介绍了评估的关键指标（表 7.1），为更多分类软件的评测提供了一套系统评估软件性能的框架[35]。

表 7.1　分类器评估指标汇总[35]

数据类型	分类软件	内存需求	时间消耗
基因组 DNA 序列	Bracken	<1Gb	<1min
	Centrifuge	20Gb	7min
	CLARK	80Gb	2min
	CLARK-S	170Gb	40min
	Kraken	190Gb	1min
	Kraken2	36Gb	1min
	KrakenUniq	200Gb	1min
	k-SLAM	130Gb	2h
	MegaBLAST	61Gb	4h
	MetaOthello	30Gb	1min
	PathSeq	140Gb	5min
	prophyle	40Gb	40min
	taxMaps	65Gb	25min
氨基酸序列	DIAMOND	110Gb	10min
	Kaiju	25Gb	1min
	MMseqs2	85Gb	9h
标记基因序列	MetaPhlAn2	2Gb	1min
	mOTUs2	2Gb	1min

7.4.3　宏转录组学技术

7.4.3.1　宏转录组学

宏转录组学是一门在整体水平上研究某一特定环境、特定时期群体生物全基因组转录情况及转录调控规律的学科。宏转录组学研究采用 RNA-seq 技术，其研究对象是微生物组 mRNA，在获取微生物组总 RNA 并去除 rRNA 之后，反转录为 cDNA，并构建合适长度的插入片段文库，对这些文库进行双端高通量测序，从而能精确定量整个菌群中具有活性的物种精细组成及其对应功能的表达水平，进而锁定菌群中的关键生物标志物，阐明其生物学意义。

7.4.3.2 分析流程

宏转录组测序可从整体水平上研究某一特定环境、特定时期环境微生物群落的全部基因组转录情况及转录调控规律，与宏基因组研究相辅相成。宏转录组测序的关键问题是如何提升微生物组 mRNA 的量。在原核生物中，mRNA 只占全部 RNA 的 1%～5%，其余绝大部分是 16S 和 23S rRNA 及 tRNA，因此要测序 mRNA 首先必须先将 mRNA 纯化出来。但是，原核生物并不像真核生物 mRNA 具有 poly(A) 的结构，因此，无法直接利用 oligo(dT) 将 mRNA 纯化出来。目前，提升原核生物 mRNA 的量，最主要的方式分为两大类，分别是去除 rRNA 和将 mRNA 分离纯化出来，主要依不同研究的目标和需求，选择合适的方式。宏转录组测序分析流程，一般包括如下步骤：对测序下机的双端原始数据进行质量控制，获取可用于下游分析的高质量序列；对高质量序列进行宿主 RNA 和细菌的 rRNA 序列剔除，得到 mRNA 的转录本序列集；对每个样本分别进行 denovo 拼接，构建宏转录组序列集，并进行基因预测，获得非冗余蛋白序列集；对蛋白序列用多种常用数据库进行功能注释，获得各功能类群丰度图谱，并进行差异比较分析、代谢通路富集分析、聚类分析等；对序列进行物种注释，获得种及种以下精细水平的物种组成谱，并进行差异比较分析、聚类分析、物种组成分析和关联网络分析；基于上述获得的功能丰度谱和物种组成谱，可以进一步对宏转录组样本进行 Alpha 和 Beta 多样性分析，进而通过统计学方法筛选得到关键生物标志物。

7.4.3.3 应用研究

肠道微生物组与人类健康密切相关，研究人员收集了 308 名老年男性的粪便菌群，并分析了 372 份宏转录组样本和 929 份宏基因组样本，确定出"核心"宏转录组，包括核苷酸生物合成通路、糖酵解及碳水化合物代谢通路、氨基酸合成通路、非氧化戊糖磷酸循环通路等；在"核心"宏转录组之外，还鉴定出了宏转录组中的"可变"部分，包括长链脂肪酸、萜类化合物、多胺等[36]。还有研究人员在对炎症性肠病患者的宏转录组进行研究时发现，有些微生物的基因组丰度不突出，却可能因为转录组水平高而对宿主健康有较大的影响[37]。

相较于宏基因组，宏转录组具有明显的研究优势，能从转录水平研究复杂微生物群落变化，在进行物种鉴定的同时，也能研究特定时空下有活性的微生物群落组成和活性基因的表达情况，更好地挖掘潜在的新基因。目前基于宏转录组数据的分析工具其实并不是特别多，大多还是借助传统的 RNA-seq 分析软件。IMSA+A 是一种可应用于任意读长宏转录组学数据，可高效在同一份样品中鉴定出细菌、真菌、病毒的准确分类分析的方法[38]。

7.4.4　宏蛋白质组学技术

宏蛋白质组学由 Paul 和 Philip 在 2004 年首先提出，是应用蛋白质组学技术对微生物群落进行研究的一项新技术。其定义为在特定的时间对微生物群落的所有蛋白质组成进行大规模鉴定。宏蛋白质组通过质谱等获得各种蛋白质的种类和丰度信息。

7.4.5　宏代谢组学技术

宏代谢组学是继宏基因组学、宏转录组学和宏蛋白质组学之后出现的一门新学科，它描述的是从复杂的系统中产生代谢谱的方法。复杂的系统指的是不止一种菌株或组织，如粪便、尿液、血浆等。宏代谢组通过质谱或核磁共振技术等获得各种代谢物的种类和丰度信息，通常反映宿主和微生物群落的代谢活动。

7.5　微生物组学与疾病

现如今，已经发现微生物组与多种疾病发生发展密切相关，如传染病、炎症性肠病、代谢性疾病、肺部疾病、肿瘤等。了解复杂微生物群落影响多种疾病的发病机制，对预防、诊断和治疗具有一定的指导意义，微生物组学研究的兴起似乎为人类对疾病的认知打开了另一扇大门。这里主要以微生物组学与肺部疾病和微生物组学与肿瘤为例来介绍微生物组在疾病中的一些研究进展。

7.5.1 微生物组学与肺部疾病

肺部微生物组与肺健康之间存在着复杂的相互作用，许多微生物特征与特定的肺部疾病表型密切相关[39]。有研究指出，一些肺部疾病，如哮喘、慢性阻塞性肺疾病（COPD）和囊性纤维化（cystic fibrosis，CF），往往伴随着肺部微生物组的改变[12,40]，肺部微生物组的特征很可能为肺部疾病提供重要的病原学见解。

7.5.1.1 微生物组学与哮喘

哮喘一般指支气管哮喘，是由多种细胞（如嗜酸性粒细胞、肥大细胞、T 细胞、中性粒细胞、气道上皮细胞等）和细胞组分参与的以气道慢性炎症为特征的异质性疾病。Teo 等[41]发现早期无症状的链球菌定植是哮喘的一个重要预测因子。有研究报道，在儿童早期发育过程中，肺部和肠道微生物群的组成可能在哮喘的发生中起着关键作用，成人慢性哮喘与特定的呼吸道微生物群有关[42]。成年哮喘患者下呼吸道微生物群发生改变，其典型特征是微生物群多样性增加，变形菌门（Proteobacteria）的成员富集[12]。哮喘患者中很大一部分是非嗜酸性粒细胞哮喘，与嗜酸性粒细胞哮喘患者相比，非嗜酸性粒细胞哮喘患者急性发作发生频率更高，对糖皮质激素治疗反应更差。有研究人员最近提出哮喘的这种表型可能是由紊乱的微生物群驱动的[43,44]。

7.5.1.2 微生物组学与 COPD

COPD 是一种慢性呼吸系统疾病，其典型特征是气流受限不完全可逆[45]，伴随黏液高分泌、小气道纤维化及肺泡破坏[46]，位列全球死亡原因第 4 位，其发病率和死亡率不断上升[47]。在发达国家，COPD 通常由吸烟引起，但不是所有的吸烟者都会患 COPD，为什么有些吸烟者会患该疾病目前尚不清楚[46]。COPD 是多系统炎症状态的总称，包括几种疾病，如慢性支气管炎和肺气肿，COPD 患者急性加重可能是由环境污染或感染引发的[48]。细菌感染可能是 COPD 急性加重的重要因素[49,50]。有研究报道，在 COPD 早期阶段，患者肺部微生物群似乎没有明显变化，但随着疾病的进行性发展，似乎在向链球菌、假单胞菌和嗜血杆菌等致病菌株方向转移[22,48]。Sze 等[51]在进行轻、中度 COPD 患者及呼吸道正常患者手术切除肺组织的微生物群、组织学和炎症研究时，发现某些乳酸菌中甘油脱水酶（glycerol dehydratase）GD1 基因的存在与 COPD 患者的严重程度呈负相关，在病情较重的患者中该基因缺失，在 COPD 早期阶段，GD1 阳性率降低与肺组织免疫炎症反应增加有关。该研究表明乳酸菌可能是一种潜在的治疗手段。

7.5.1.3 微生物组学与 CF

CF 是一种常见的致死性疾病，在世界范围内影响着近 70 000 人[52]。其典型特征是肺内黏液异常增多、炎症和持续性的慢性感染[53]。药物的使用减缓了肺病的进展，大大提高了 CF 患者生存率[54]。CF 最常见和最重要的病原微生物是铜绿假单胞菌，它可引起慢性肺部感染。铜绿假单胞菌感染可以预测 CF 发病率及最终死亡率，早期积极治疗可以预防感染的发生。然而，大多数 CF 患者最终都会感染铜绿假单胞菌[55]。随着年龄的增长，几乎所有 CF 患者无论在急性加重期还是稳定期，从其痰液中都可以培养出特定的呼吸道病原体，最常见的是金黄色葡萄球菌、铜绿假单胞菌和副流感嗜血杆菌（*Haemophilus parainfluenzae*）。了解肺部微生物组也许可以改变我们对 CF 的治疗和诊断方法。在两个单独的临床试验中，给 CF 患者使用肠道益生菌显著降低了肺部恶化的概率[56,57]。益生菌确实可以影响肠道微生物群的组成，但它们如何影响呼吸道微生物群尚不清楚。

迄今为止，在许多肺部疾病的研究中，与健康对照组相比，患者的肺部微生物组都发生了变化。那么，是肺部微生物组的改变驱动了肺部疾病的发展进程，还是肺部微生物的改变仅仅是肺部生长环境变化导致的一个结果呢？其因果关系是微生物组与肺部疾病关系研究中的重要科学问题。Dickson 等[12]提出了一个宿主微生物界面模型（a model of the host-microbiome interface），即失调-炎症循环，认为肺部微生物群的改变和宿主炎症反应之间存在双向关系，呼吸道炎症通过正向和负向选择压力改变呼吸道微生物群的生长条件，导致微生物群紊乱，病原微生物通过病原体相关分子模式（pathogen-associated molecular pattern，PAMP）-模式识别受体（pattern recognition receptor，PRR）相互作用、微生物代谢产物信号传导或其他多种途径进一步引起呼吸道炎症，最终导致失调-炎症的自我放大循环。有研究报道，肺部微生物组可能通过以下三种机制导致或促成肺癌发生：创造一个促进癌变的炎症环境；影响宿主的新陈代谢；基因毒性[58]。

7.5.2 微生物组学与肿瘤

微生物群、免疫和肿瘤之间存在复杂的联系，最近的科研进展极大地促进了我们对微生物组与癌症之间复杂联系的理解。越来越多的研究表明，微生物群与多种癌症的发生和发展密切相关[59-63]。微生物群可能通过多种机制增加或降低癌症的易感性和进展，如通过调节炎症、影响宿主细胞基因组稳定性、产生与肿瘤发生或抑制有关的代谢产物等，它将成为癌症治疗干预的靶标[64]。

7.5.2.1 微生物组学与胃癌

人类微生物群中的多种微生物已被确定为病原体，在癌症的发生发展过程中发挥着重要作用。据保守估计，所有癌症病例中至少有 15% 是由传染性病原体引起的[65]。幽门螺杆菌（*Helicobacter pylori*，*Hp*）是人类最常见的慢性细菌感染，也是引起胃炎最常见的病因，并与消化性溃疡和胃癌的发生密切相关[66]。幽门螺杆菌已被世界卫生组织列为胃癌的一级致癌物，其可能通过诱导胃黏膜上皮细胞增殖、炎症反应和凋亡导致胃癌的发生，幽门螺杆菌根除疗法可改善胃黏膜中性粒细胞浸润和肠化生，抑制新发肿瘤的发生，显著降低胃癌的复发率[67,68]。幽门螺杆菌诱导胃癌发生的机制主要是细胞毒素相关基因 A(cytotoxin- associated gene A，CagA）的存在及多种毒力因子［如空泡毒素 A（VacA）、尿素酶、NapA2］的分泌，促进慢性炎症、氧化应激和宿主 DNA 损伤，从而导致胃癌的发生[69-71]。也有研究报道幽门螺杆菌分泌的毒素破坏自噬和凋亡途径，并调节关键的致癌信号通路，如 Ras/MEK/ERK 和 β-catenin 通路[67]。

7.5.2.2 微生物组学与结直肠癌

结直肠癌是威胁人类健康的一大杀手，结直肠癌的肿瘤微环境有基因组改变的癌细胞、非肿瘤细胞（包括免疫细胞和基质细胞）和各种微生物组成的复杂群体，这些成分中的每一个都可能导致癌症的发生。Mima 等发现革兰氏阴性专性厌氧菌具核梭杆菌（*Fusobacterium nucleatum*）在结直肠癌组织中富集，其数量与 CD3+T 细胞密度呈负相关，具核梭杆菌可能通过下调抗肿瘤 T 细胞介导的适应性免疫来促进肿瘤发展[72]，此研究可帮助我们更好地理解肿瘤微环境中微生物和免疫细胞之间的关系，靶向微生物群可能成为结直肠癌预防和治疗的新途径。Kostic 等[73]对 9 种结直肠癌和匹配的正常结肠 DNA 序列进行定量 PCR 和 16S rDNA 序列分析来表征结直肠癌中微生物群的组成，发现梭杆菌属（*Fusobacterium*）在肿瘤组织中富集，而拟杆菌门（Bacteroidetes）和厚壁菌门（Firmicutes）在肿瘤组织中缺失，这些发现揭示了结直肠癌中微生物群的改变，然而梭杆菌门

（Fusobacteria）在结直肠癌发病机制中的确切作用还需要进一步研究。还有其他研究也发现，与匹配的正常组织标本相比，梭杆菌属感染在人类结直肠癌组织中普遍存在[74]。

7.5.2.3　微生物组学与食管癌

食管癌是常见的消化道肿瘤，全世界每年约有 30 万人死于食管癌。我国是世界上食管癌高发地区之一。某些微生物可能会产生促癌毒素等有害物质，诱发食管癌。Narikiyo 等[75]为确定与食管癌相关的细菌种类，检测了食管癌患者和健康人唾液中的细菌多样性，发现齿垢密螺旋体（*Treponema denticola*）、缓症链球菌（*Streptococcus mitis*）、咽峡炎链球菌（*Streptococcus anginosus*）这三种细菌可能在多种食管癌的致癌过程中发挥重要作用，根除这三种细菌可能降低其复发的风险。

7.5.2.4　微生物组学与口腔癌

口腔癌是头颈部常见的恶性肿瘤，包括牙龈癌、舌癌、软硬腭癌、颌骨癌、口底癌、口咽癌、唇癌、上颌窦癌及发生于颜面部皮肤黏膜的癌症等，其中 90% 以上是口腔黏膜来源的鳞状上皮细胞癌。Schmidt 等[76]为了研究与口腔癌相关的微生物群的变化，对来自同一患者的癌组织和匹配正常组织总的微生物进行分析，发现在口腔癌和正常组织之间，放线菌（actinobacteria）和厚壁菌门丰度发生了变化。随着口腔微生物组研究的不断发展，人类利用口腔微生物组来监测口腔癌的发生发展及复发将成为可能。

7.5.2.5　微生物组学与肺癌

最近有研究显示，与肺癌相关的肺部微生物组改变可能为肺癌的发生提供新的见解，并为疾病筛选提供新的生物标志物[40]。Lee 等[77]对 20 例肺癌患者和 8 例肺部良性病变患者的肺部微生物组进行了表征和比较，发现肺癌患者和良性病变患者的肺部细菌群落存在差异，其中韦荣球菌属（*Veillonella*）、巨球形菌属（*Megasphaera*）在肺癌患者中显著增加，联合这两个菌属来预测肺癌，其准确率为 0.888，说明韦荣球菌属和巨球形菌属有可能成为肺癌的生物标志物。Liu 等[78]对 24 例有单侧肺叶肿块的肺癌患者（癌灶和对侧非癌灶的成对标本）和 18 例健康对照者进行支气管镜检查，采用支气管镜刷检方式收集标本，并进一步分析，结果显示，肺癌患者的微生物多样性显著低于健康对照组；在肺癌患者中，链球菌属的数量明显多于健康对照组。从健康部位到非癌变部分再到配对癌变部分的微生物群逐步变化提示了与肺癌发生发展相关的微环境的变化。Zhuang 等[79]对30 例肺癌患者和 30 例健康对照者肠道微生物群的多样性及生物标志物进行了分析，发现与对照组相比，肺癌患者的微生物多样性没有显著下降，但其组成存在显著差异，对照组中放线菌门（Actinobacteria）和双歧杆菌属（*Bifidobacterium*）丰度较高，肺癌患者中肠球菌属（*Enterococcus*）丰度较高，放线菌门和双歧杆菌属丰度降低及肠球菌属丰度升高也许与肺癌有关，这些细菌最有可能成为肺癌发生的生物标志物；肺癌患者肠道微生物群的正常功能也明显下降，肠道微生物群正常功能的损害与肺癌进展有关。该研究为系统性、多层次评价肠道微生物在肺癌中的作用提供基本指导，在肺癌早期预防和靶向干预方面具有潜在的应用前景。

有研究报道，肠道放线菌（actinomycete）产生次生的代谢物对恶性细胞具有抗癌活性[80]，双歧杆菌属（*Bifidobacterium*）能抑制有害细菌的生长并分解致癌物质达到抗癌效果[79]，肠球菌属（*Enterococcus*）可以产生许多有害的化学物质，导致 DNA 错配率增加，增加癌基因的活性，进而促进癌症的发生[81,82]。宿主与肠道微生物群相辅相成，疾病状态下，肠道微生态失调加剧，不利于其发挥正常的生理功能。在最近的一项研究中，Zhou 等[83]对健康个体肠道中的微生物进行了鉴定和表征，并获得了具有强大抗肿瘤活性的细菌，这些细菌主要属于放线菌门，但也包括其他门的谱系，如变形菌门（Proteobacteria）和厚壁菌门（Firmicutes）。在体外实验中，这些细菌对多种类型的肿瘤细胞都具有很强的抑制作用；在动物肿瘤模型中，细菌培养上清液对肿瘤生长有明显的抑制作用，肿瘤内注射上清液可以防止转移，甚至可以清除肿瘤远处的癌细胞。该研究表明，在人类肠道微生物群中存在高效抗癌活性的微生物，它们也许可以在恶性细胞形成肿瘤之前就将其清除。Jin 等[84]利用肺腺癌小鼠模型，发现与肿瘤生长相关的肺部微生物群可以通过肺内 γδ T 细胞促进炎症和癌症的发展，通过抗生素治疗或者用药物阻断 γδ T 细胞或细胞因子都能有效抑制肺癌的进展。这些发现揭示了肺部微生物群在肿瘤形成相关免疫应答中的作用及肺癌治疗干预的细胞和分子靶标，为肺癌的发病机制提供了新的见解。

7.5.2.6　微生物组学与肿瘤免疫治疗

近年来，肿瘤免疫治疗开辟了肿瘤治疗的新方向，有研究指出微生物组可能影响肿瘤免疫治疗效果，微生物组被认为是一个潜在的可预测肿瘤免疫治疗效果的生物标志物。

癌症患者肠道微生物群和抗癌疗法之间存在着复杂的相互关系，越来越多的证据支持，微生物组在调节免疫治疗的反应中可能起着关键的作用，影响癌症免疫治疗（尤其是免疫检查点抑制剂）的疗效。免疫检查点抑制剂是目前癌症研究最热门的治疗方法，虽然一些患者接受此疗法治疗后，获得了持久性完全缓解，但仍有一些患者完全没有效果。有多项研究表明，人体微生物群可能影响患者对癌症免疫治疗的反应能力[85-88]，肠道菌群与免疫检查点反应之间存在很强的相关性，调节肠道菌群可以增强治疗反应。

免疫检查点抑制剂通过抑制 T 细胞免疫受体与肿瘤或间质细胞上的同源配体之间的相互作用来释放 T 细胞介导的免疫应答。目前应用最广泛的是针对 PD-1 及其 PD-L1 的单克隆抗体。在免疫检查点阻断的情况下，微生物群在抗肿瘤免疫中具有重要作用[89]。一些肠道细菌抑制抗肿瘤免疫，另一些则刺激抗肿瘤免疫，增强癌症免疫治疗效果。Sivan 等[88]发现双歧杆菌（*Bifidobacterium*）与抗肿瘤免疫有关，口服双歧杆菌对肿瘤的控制作用与 PD-L1 特异性抗体治疗效果相当，联合用药几乎可以终止肿瘤的生长。这一研究表明，操纵微生物组也许能够提高癌症免疫治疗的个体治疗效果。

对人体微生物组的操纵可以通过粪便微生物群移植（fecal microbiota transplantation，FMT）、益生菌、益生元、合生元、饮食干预及使用抗生素策略来实现[30]。其中，益生菌是能给宿主带来健康益处的活微生物，益生菌既可以是补充剂，也可以是发酵食物，目前研究最广泛的益生菌是乳酸杆菌（*Lactobacillus*）和双歧杆菌[2]，其中，双歧杆菌能有效提高机体的抗肿瘤免疫反应，更好地控制体内肿瘤的生长，也可以用于治疗多种肠道疾病。益生元是一种膳食补充剂，它选择性地刺激有益菌的生长和活性而对宿主产生有益的影响，针对的是肠道中已存在的微生物。合生元是指益生元与益生菌的混合制剂。

PD-1 特异性抗体对晚期黑色素瘤、非小细胞肺癌和肾癌有很好的疗效，但60%～70%的患者都会出现原发性耐药[90-92]。Routy 等[87]研究表明，非小细胞肺癌、肾癌及尿路上皮癌患者对免疫检查点抑制剂的原发耐药性可能是由肠道微生物群组分异常所致，抗生素抑制癌症晚期患者免疫检查点抑制剂的临床疗效。对无菌小鼠或抗生素处理过的小鼠进行肿瘤患者 FMT，免疫检查点抑制剂响应者的 FMT 可改善 PD-1 特异性抗体的抗肿瘤作用，而无响应者的 FMT 则不能。这一现象表明，抗生素的使用可能会引起癌症患者的肠道微生物群失调，导致微生物多样性降低、组成改变，从而损害抗肿瘤免疫和对免疫检查点阻断的反应。

尽管微生物组有很好的治疗前景，但它在癌症患者个性化治疗中的应用仍面临诸多挑战，如怎样确定最佳抗癌微生物组合，将其与何种癌症治疗手段联合；如何改变患者的微生物群；如何准确分离提高宿主抗肿瘤免疫的细菌；微生物如何改变药物作用及怎样将其副作用降至最低等等。肠道中有害细菌的存在可能会对免疫治疗的效果产生负面影响，目前，抗生素可以用来清除有害细菌，但抗生素由于缺乏特异性，也可能带来一定的风险，如微生物群失调、多样性降低[93]。有研究报道，在接受 PD-1 特异性抗体治疗的黑色素瘤患者中，对 PD-1 特异性抗体治疗有效的患者肠道微生物群多样性明显高于无应答的患者[86]。越来越多的证据表明，益生菌与免疫检查点抑制剂联用可以改善癌症治疗效果。

7.6 微生物组学与中医药

微生物组学有可能为传统中医药的价值发掘指出一条新的道路，为中医药复方治疗疾病特别是成分不清却有实际疗效的用药治疗方案提供目前国际学术界更容易理解的认识体系。在中华民族发展的历史长河中，中医药为中华民族的繁衍昌盛和人类的健康事业做出了巨大的贡献。但近代以来，随着西方医学的传入，中医药因其有效成分不清、作用机制不明等自身的缺陷受到质疑；在医学界，西医们大多采用现代医学的理论和标尺来衡量中医药，认为中医药不科学；中医药研发投入严重不足等，这些因素在很大程度上制约了中医药的发展。中药与肠道微生物之间关系非常密切，它可能是一种前药，经过肠道微生物"加工"后产生效果，而其药效可能又通过影响肠道微生物而实现。

宿主和肠道菌群共同参与药物代谢，从肠道菌群研究中医药作用机制，为中医诊断及治疗精准化提供新思路，同时，肠道菌群与中药的相互作用研究也为中医药现代化提供了新的技术平台，是中医药现代化的新契机。

研究人体微生物组并不仅仅是为了解释疾病发生的原因，也是为了能够预防疾病，人体微生物组数据将成为人体健康系统综合评价体系的重要组成部分，未来与其他组学数据整合，可以实现对疾病进行精准的诊断和治疗。通过人体微生物组来反映人体内环境健康状况，将为精准医疗的重大进展提供重要的基础。

尽管人体微生物组研究在过去 10 年中取得了重大进展，但目前还存在一些问题，如大多数研究都侧重于识别人体微生物组的物种组成，对微生物功能基因的研究很少；关于人类宿主和微生物组联合分析的研究是罕见的；病毒感染是否增加某些疾病出现或复发风险的研究几乎没有；微生物组研究人员的数据不具有统一的治疗检验标准；对不同身体区域（如口腔、肠道或皮肤）的微生物组如何相互作用，更是知之甚少，等等。人类宿主和微生物群及其活动之间的关系错综复杂，需要对这些关联进行跟踪，以确定是否可以建立直接的因果关系，才会发现有助于治疗糖尿病、癌症和自身免疫病等疾病的干预措施。

参 考 文 献

[1] Zhao L. The tale of our other genome[J]. Nature, 2010, 465(7300): 879-880.

[2] McQuade J L, Daniel C R, Helmink B A, et al. Modulating the microbiome to improve therapeutic response in cancer[J]. The Lancet Oncology, 2019, 20(2): e77-e91.

[3] Clemente J C, Ursell L K, Parfrey L W, et al. The impact of the gut microbiota on human health: an integrative view[J]. Cell, 2012, 148(6): 1258-1270.

[4] Morgan X C, Huttenhower C. Chapter 12: Human microbiome analysis[J]. PLoS Computational Biology, 2012, 8(12): e1002808.

[5] Fraher M H, O'toole P W, Quigley E M M. Techniques used to characterize the gut microbiota: a guide for the clinician[J]. Nature Reviews Gastroenterology & Hepatology, 2012, 9(6): 312.

[6] Fettweis J M, Serrano M G, Brooks J P, et al. The vaginal microbiome and preterm birth[J]. Nature Medicine, 2019, 25(6): 1012-1021.

[7] Lloyd-Price J, Arze C, Ananthakrishnan A N, et al. Multi-omics of the gut microbial ecosystem in inflammatory bowel diseases[J]. Nature, 2019, 569(7758): 655.

[8] Zhou W, Sailani M R, Contrepois K, et al. Longitudinal multi-omics of host-microbe dynamics in prediabetes[J]. Nature, 2019, 569(7758): 663.

[9] Anthony P P. Robbins' pathologic basis of disease[J]. Journal of Clinical Pathology, 1999, 43(2): 176.

[10] Dickson R P, Martinez F J, Huffnagle G B. The role of the microbiome in exacerbations of chronic lung diseases[J]. The Lancet, 2014, 384(9944): 691-702.

[11] Bassis C M, Erb-Downward J R, Dickson R P, et al. Analysis of the upper respiratory tract microbiotas as the source of the lung and gastric microbiotas in healthy individuals[J]. MBio, 2015, 6(2): e00037-15.

[12] Dickson R P, Erb-Downward J R, Martinez F J, et al. The microbiome and the respiratory tract[J]. Annual Review of Physiology, 2016, 78: 481-504.

[13] Dickson R P, Erb-Downward J R, Freeman C M, et al. Changes in the lung microbiome following lung transplantation include the emergence of two distinct Pseudomonas species with distinct clinical associations[J]. PLoS One, 2014, 9(5): e97214.

[14] Venkataraman A, Bassis C M, Beck J M, et al. Application of a neutral community model to

assess structuring of the human lung microbiome[J]. MBio, 2015, 6(1): e02284-14.

[15] Dickson R P, Erb-Downward J R, Freeman C M, et al. Spatial variation in the healthy human lung microbiome and the adapted island model of lung biogeography[J]. Annals of the American Thoracic Society, 2015, 12(6): 821-830.

[16] Papi A, Bellettato C M, Braccioni F, et al. Infections and airway inflammation in chronic obstructive pulmonary disease severe exacerbations[J]. American Journal of Respiratory and Critical Care Medicine, 2006, 173(10): 1114-1121.

[17] Finlay B B, McFadden G. Anti-immunology: evasion of the host immune system by bacterial and viral pathogens[J]. Cell, 2006, 124(4): 767-782.

[18] Dickson R P, Huffnagle G B. The lung microbiome: new principles for respiratory bacteriology in health and disease[J]. PLoS Pathogens, 2015, 11(7): e1004923.

[19] Worlitzsch D, Tarran R, Ulrich M, et al. Effects of reduced mucus oxygen concentration in airway *Pseudomonas* infections of cystic fibrosis patients[J]. The Journal of Clinical Investigation, 2002, 109(3): 317-325.

[20] Schmidt A, Belaaouaj A, Bissinger R, et al. Neutrophil elastase-mediated increase in airway temperature during inflammation[J]. Journal of Cystic Fibrosis, 2014, 13(6): 623-631.

[21] Hilty M, Burke C, Pedro H, et al. Disordered microbial communities in asthmatic airways[J]. PLoS One, 2010, 5(1): e8578.

[22] Erb-Downward J R, Thompson D L, Han M K, et al. Analysis of the lung microbiome in the "healthy" smoker and in COPD[J]. PLoS One, 2011, 6(2): e16384.

[23] Savage D C. Microbial ecology of the gastrointestinal tract[J]. Annual Review of Microbiology, 1977, 31(1): 107-133.

[24] Lahti L, Salojärvi J, Salonen A, et al. Tipping elements in the human intestinal ecosystem[J]. Nature Communications, 2014, 5: 4344.

[25] Li J, Jia H, Cai X, et al. An integrated catalog of reference genes in the human gut microbiome[J]. Nature Biotechnology, 2014, 32(8): 834.

[26] Cogdill A P, Gaudreau P O, Arora R, et al. The impact of intratumoral and gastrointestinal microbiota on systemic cancer therapy[J]. Trends in Immunology, 2018, 39(11): 900-920.

[27] Round J L, Mazmanian S K. The gut microbiota shapes intestinal immune responses during health and disease[J]. Nature Reviews Immunology, 2009, 9(5): 313.

[28] Cummings J H. Fermentation in the human large intestine: evidence and implications for health[J]. Lancet (London, England), 1983, 1(8335):1206-1209.

[29] Kuntz T M, Gilbert J A. Introducing the microbiome into precision medicine[J]. Trends in Pharmacological Sciences, 2017, 38(1): 81-91.

[30] Rajpoot M, Sharma A K, Sharma A, et al. Understanding the microbiome: emerging biomarkers for exploiting the microbiota for personalized medicine against cancer[J]. Seminars in Cancer Biology, 2018, 52(Pt 1): 1-8.

[31] Sekirov I, Russell S L, Antunes L C M, et al. Gut microbiota in health and disease[J]. Physiological Reviews, 2010, 90(3): 859-904.

[32] Woese C R, Fox G E. Phylogenetic structure of the prokaryotic domain: the primary

kingdoms[J]. Proceedings of the National Academy of Sciences, 1977, 74(11): 5088-5090.

[33] Lane D J, Pace B, Olsen G J, et al. Rapid determination of 16S ribosomal RNA sequences for phylogenetic analyses[J]. Proceedings of the National Academy of Sciences, 1985, 82(20): 6955-6959.

[34] Song W, Wemheuer B, Zhang S, et al. MetaCHIP: community-level horizontal gene transfer identification through the combination of best-match and phylogenetic approaches[J]. Microbiome, 2019, 7(1): 36.

[35] Ye S H, Siddle K J, Park D J, et al. Benchmarking metagenomics tools for taxonomic classification[J]. Cell, 2019, 178(4): 779-794.

[36] Abu-Ali G S, Mehta R S, Lloyd-Price J, et al. Metatranscriptome of human faecal microbial communities in a cohort of adult men[J]. Nature Microbiology, 2018, 3(3): 356.

[37] Schirmer M, Franzosa E A, Lloyd-Price J, et al. Dynamics of metatranscription in the inflammatory bowel disease gut microbiome[J]. Nature Microbiology, 2018, 3(3): 337.

[38] Cox J W, Ballweg R A, Taft D H, et al. A fast and robust protocol for metataxonomic analysis using RNAseq data[J]. Microbiome, 2017, 5(1): 7.

[39] Mao Q, Jiang F, Yin R, et al. Interplay between the lung microbiome and lung cancer[J]. Cancer Letters, 2018, 415: 40-48.

[40] Mur L A J, Huws S A, Cameron S J S, et al. Lung cancer: a new frontier for microbiome research and clinical translation[J]. Ecancermedicalscience, 2018, 12:886.

[41] Teo S M, Mok D, Pham K, et al. The infant nasopharyngeal microbiome impacts severity of lower respiratory infection and risk of asthma development[J]. Cell Host & Microbe, 2015, 17(5): 704-715.

[42] Han M L K, Huang Y J, Lipuma J J, et al. Significance of the microbiome in obstructive lung disease[J]. Thorax, 2012, 67(5): 456-463.

[43] Green B J, Wiriyachaiporn S, Grainge C, et al. Potentially pathogenic airway bacteria and neutrophilic inflammation in treatment resistant severe asthma[J]. PLoS One, 2014, 9(6): e100645.

[44] Green R H, Brightling C E, Woltmann G, et al. Analysis of induced sputum in adults with asthma: identification of subgroup with isolated sputum neutrophilia and poor response to inhaled corticosteroids[J]. Thorax, 2002, 57(10): 875-879.

[45] Rabe K F, Hurd S, Anzueto A, et al. Global strategy for the diagnosis, management, and prevention of chronic obstructive pulmonary disease: GOLD executive summary[J]. American Journal of Respiratory and Critical Care Medicine, 2007, 176(6): 532-555.

[46] Barnes P J, Drazen J M, Rennard S I, et al. Asthma and COPD: basic mechanisms and clinical management[M]. Elsevier, 2009.

[47] Mathers C D, Loncar D. Projections of global mortality and burden of disease from 2002 to 2030[J]. PLoS Medicine, 2006, 3(11): e442.

[48] Cameron S J S, Lewis K E, Huws S A, et al. Metagenomic sequencing of the chronic obstructive pulmonary disease upper bronchial tract microbiome reveals functional changes associated with disease severity[J]. PLoS One, 2016, 11(2): e0149095.

[49] Sethi S, Murphy T F. Infection in the pathogenesis and course of chronic obstructive pulmonary disease[J]. The New England Journal of Medicine, 2008, 359(22): 2355-2365.

[50] Huang Y J, Kim E, Cox M J, et al. A persistent and diverse airway microbiota present during chronic obstructive pulmonary disease exacerbations[J]. OMICS: A Journal of Integrative Biology, 2010, 14(1): 9-59.

[51] Sze M A, Utokaparch S, Elliott W M, et al. Loss of GD1-positive Lactobacillus correlates with inflammation in human lungs with COPD[J]. BMJ Open, 2015, 5(2): e006677.

[52] Magalhães A P, Azevedo N F, Pereira M O, et al. The cystic fibrosis microbiome in an ecological perspective and its impact in antibiotic therapy[J]. Applied Microbiology and Biotechnology, 2016, 100(3): 1163-1181.

[53] Goss C H, Burns J L. Exacerbations in cystic fibrosis. 1: epidemiology and pathogenesis[J]. Thorax, 2007, 62(4): 360-367.

[54] Flume P A, O'Sullivan B P, Robinson K A, et al. Cystic fibrosis pulmonary guidelines: chronic medications for maintenance of lung health[J]. American Journal of Respiratory and Critical Care Medicine, 2007, 176(10): 957-969.

[55] Winstanley C, Fothergill J L. The role of quorum sensing in chronic cystic fibrosis *Pseudomonas aeruginosa* infections[J]. FEMS Microbiology Letters, 2009, 290(1): 1-9.

[56] Bruzzese E, Raia V, Spagnuolo M I, et al. Effect of *Lactobacillus* GG supplementation on pulmonary exacerbations in patients with cystic fibrosis: a pilot study[J]. Clinical Nutrition, 2007, 26(3): 322-328.

[57] Weiss B, Bujanover Y, Yahav Y, et al. Probiotic supplementation affects pulmonary exacerbations in patients with cystic fibrosis: a pilot study[J]. Pediatric Pulmonology, 2010, 45(6): 536-540.

[58] Schwabe R F, Jobin C. The microbiome and cancer[J]. Nature Reviews Cancer, 2013, 13(11): 800.

[59] Dzutsev A, Badger J H, Perez-Chanona E, et al. Microbes and cancer[J]. Annual Review of Immunology, 2017, 35: 199-228.

[60] Lv J, Guo L, Liu J J, et al. Alteration of the esophageal microbiota in Barrett's esophagus and esophageal adenocarcinoma[J]. World Journal of Gastroenterology, 2019, 25(18): 2149.

[61] Lim Y, Totsika M, Morrison M, et al. Oral microbiome: A new biomarker reservoir for oral and oropharyngeal cancers[J]. Theranostics, 2017, 7(17): 4313.

[62] Mima K, Nakagawa S, Sawayama H, et al. The microbiome and hepatobiliary-pancreatic cancers[J]. Cancer Letters, 2017, 402: 9-15.

[63] Vogtmann E, Goedert J J. Epidemiologic studies of the human microbiome and cancer[J]. British Journal of Cancer, 2016, 114(3): 237.

[64] Bultman S J. Emerging roles of the microbiome in cancer[J]. Carcinogenesis, 2013, 35(2): 249-255.

[65] Abreu M T, Peek Jr R M. Gastrointestinal malignancy and the microbiome[J]. Gastroenterology, 2014, 146(6): 1534-1546. e3.

[66] Tan V P Y, Wong B C Y. *Helicobacter pylori* and gastritis: Untangling a complex relationship

27 years on[J]. Journal of Gastroenterology and Hepatology, 2011, 26: 42-45.

[67] Peek Jr R M, Blaser M J. *Helicobacter pylori* and gastrointestinal tract adenocarcinomas[J]. Nature Reviews Cancer, 2002, 2(1): 28.

[68] Uemura N, Mukai T, Okamoto S, et al. Effect of *Helicobacter pylori* eradication on subsequent development of cancer after endoscopic resection of early gastric cancer[J]. Cancer Epidemiology and Prevention Biomarkers, 1997, 6(8): 639-642.

[69] Wroblewski L E, Peek R M. *Helicobacter pylori* in gastric carcinogenesis: mechanisms[J]. Gastroenterology Clinics, 2013, 42(2): 285-298.

[70] Hardbower D M, de Sablet T, Chaturvedi R, et al. Chronic inflammation and oxidative stress: the smoking gun for *Helicobacter pylori*-induced gastric cancer[J]. Gut Microbes, 2013, 4(6): 475-481.

[71] Koeppel M, Garcia-Alcalde F, Glowinski F, et al. *Helicobacter pylori* infection causes characteristic DNA damage patterns in human cells[J]. Cell Reports, 2015, 11(11): 1703-1713.

[72] Mima K, Sukawa Y, Nishihara R, et al. *Fusobacterium nucleatum* and T cells in colorectal carcinoma[J]. JAMA Oncology, 2015, 1(5): 653-661.

[73] Kostic A D, Gevers D, Pedamallu C S, et al. Genomic analysis identifies association of *Fusobacterium* with colorectal carcinoma[J]. Genome Research, 2012, 22(2): 292-298.

[74] Castellarin M, Warren R L, Freeman J D, et al. *Fusobacterium nucleatum* infection is prevalent in human colorectal carcinoma[J]. Genome Research, 2012, 22(2): 299-306.

[75] Narikiyo M, Tanabe C, Yamada Y, et al. Frequent and preferential infection of *Treponema denticola*, *Streptococcus mitis*, and S*treptococcus anginosus* in esophageal cancers[J]. Cancer Science, 2004, 95(7): 569-574.

[76] Schmidt B L, Kuczynski J, Bhattacharya A, et al. Changes in abundance of oral microbiota associated with oral cancer[J]. PLoS One, 2014, 9(6): e98741.

[77] Lee S H, Sung J Y, Yong D, et al. Characterization of microbiome in bronchoalveolar lavage fluid of patients with lung cancer comparing with benign mass like lesions[J]. Lung Cancer, 2016, 102: 89-95.

[78] Liu H X, Tao L L, Zhang J, et al. Difference of lower airway microbiome in bilateral protected specimen brush between lung cancer patients with unilateral lobar masses and control subjects[J]. International Journal of Cancer, 2018, 142(4): 769-778.

[79] Zhuang H, Cheng L, Wang Y, et al. Dysbiosis of the gut microbiome in lung cancer[J]. Frontiers in Cellular and Infection Microbiology, 2019, 9: 112.

[80] Rangan K J, Hang H C. Biochemical mechanisms of pathogen restriction by intestinal bacteria[J]. Trends in Biochemical Sciences, 2017, 42(11): 887-898.

[81] Strickertsson J A B, Desler C, Martin-Bertelsen T, et al. *Enterococcus faecalis* infection causes inflammation, intracellular oxphos-independent ROS production, and DNA damage in human gastric cancer cells[J]. PLoS One, 2013, 8(4): e63147.

[82] Amarnani R, Rapose A. Colon cancer and enterococcus bacteremia co-affection: a dangerous alliance[J]. Journal of Infection and Public Health, 2017, 10(5): 681-684.

[83] Zhou Y J, Zhao D D, Liu H, et al. Cancer killers in the human gut microbiota: diverse

phylogeny and broad spectra[J]. Oncotarget, 2017, 8(30): 49574.

[84] Jin C, Lagoudas G K, Zhao C, et al. Commensal microbiota promote lung cancer development via γδ T cells[J]. Cell, 2019, 176(5): 998-1013. e16.

[85] Chaput N, Lepage P, Coutzac C, et al. Baseline gut microbiota predicts clinical response and colitis in metastatic melanoma patients treated with ipilimumab[J]. Annals of Oncology, 2017, 28(6): 1368-1379.

[86] Gopalakrishnan V, Spencer C N, Nezi L, et al. Gut microbiome modulates response to anti-PD-1 immunotherapy in melanoma patients[J]. Science, 2018, 359(6371): 97-103.

[87] Routy B, Le Chatelier E, Derosa L, et al. Gut microbiome influences efficacy of PD-1-based immunotherapy against epithelial tumors[J]. Science, 2018, 359(6371): 91-97.

[88] Sivan A, Corrales L, Hubert N, et al. Commensal *Bifidobacterium* promotes antitumor immunity and facilitates anti-PD-L1 efficacy[J]. Science, 2015, 350(6264): 1084-1089.

[89] Matson V, Fessler J, Bao R, et al. The commensal microbiome is associated with anti-PD-1 efficacy in metastatic melanoma patients[J]. Science, 2018, 359(6371): 104-108.

[90] Restifo N P, Dudley M E, Rosenberg S A. Adoptive immunotherapy for cancer: harnessing the T cell response[J]. Nature Reviews Immunology, 2012, 12(4): 269.

[91] Topalian S L, Hodi F S, Brahmer J R, et al. Safety, activity, and immune correlates of anti-PD-1 antibody in cancer[J]. The New England Journal of Medicine, 2012, 366(26): 2443-2454.

[92] Motzer R J, Escudier B, McDermott D F, et al. Nivolumab versus everolimus in advanced renal-cell carcinoma[J]. The New England Journal of Medicine, 2015, 373(19): 1803-1813.

[93] Li W, Deng Y, Chu Q, et al. Gut microbiome and cancer immunotherapy[J]. Cancer Letters, 2019, 447: 41-47.

8

组学数据系统分析

8.1　核酸数据分析

8.1.1　测序数据预处理

以二代测序为首的核酸测序数据在现代生物学研究及临床应用中得到广泛应用，包括全基因组测序（WGS）、全外显子测序（WES）、捕获基因（panel）测序、转录组测序、宏基因组测序等，在测序仪器完成测序后，相关人员得到原始读段（reads）。原始读段以 FASTQ 格式进行存储测序（图 8.1），FASTQ 文件格式以文本格式为基础，包含了测序读段名称、序列及序列质量值等信息。

```
@SRR3474721.2 HWI-ST1018:174:C39NWACXX:2:1101:1654:1994/1
CCAGCTTTGTCTTGACTTCAAAGATGACACAGCAGCCAACCTAGAATCCTGGCTTGCTGCTTGAGTCCTAGAAATC
ATGTCTTCTCATGTTTTACAACAAG
+
BBBFFFFFFFFFFIFFFIIIIIIIIFIIFFFFIFFFBFFIFFFFIFFFIFFFIIFIIIIIIFFIIFFFFIIFIFFFFF
BFFFFFFBF<BFFFFFFBB<<B<BB<
```

图 8.1　FASTQ 序列文件格式图例

FASTQ 格式一般为四行，第一行是读段（reads）的信息，主要包括测序设备名称、测序的 flowcell 等，第二行主要是其具体的序列信息；第三行主要是为了将测序序列和序列的质量格式分开，一般为+，后面没有具体内容，或者与第一行@后的信息相同。第四行是每个测序碱基的质量值，与第二行中测序序列一一对应

碱基质量值是衡量碱基识别过程中出错的概率值，是进行原始测序数据准确度评估的重要依据。现在普遍使用的碱基质量值（Q-score）计算方式与 Sanger 测序中碱基识别概率计算方式一致，计算公式如下：

$$Q = -10 \times \log_{10} P_{\text{error}}$$

其中 P_{error} 是碱基识别过程中出现错误的概率值。根据此公式，碱基识别过程中出现 1% 的错误率时 Q 为 20（Q20），同理，Q30 时碱基识别错误率为 0.001。在测序数据过滤及分析过程中，一般 Q 值大于 30 时被认为是可以使用的。在 FASTQ 文件中，为了使测序碱基和测序碱基质量一一对应，而使用 ASCⅡ码来代替数字表示的碱基质量值，并且起始值为 33（即 ASCⅡ码对应的数字减去 33 则为该碱基的质量值）。

在得到测序数据之后，第一步就是对测序数据进行质量检测及过滤，虽然这一步不会产生任何生物学意义上的新发现，但是质量值的检测及过滤可以避免后续分析过程中产生无意义甚至错误的结果，并且避免浪费时间和计算资源。以 Illumina 平台数据为例，由于 Illumina 测序平台是读取每一个簇（cluster）碱基合成后的荧光信号，因此在 PCR 过程进行到某一阶段，一个簇中所有序列的 PCR 过程不能完全同步，会造成信号的不稳定，一般来说读段的前段的质量值会比较高，后段碱基的质量值会比较低，因此在某些情况下还需要将质量低的碱基"剪掉"。这一过程可以自己写脚本来完成，也可以使用 fastqc[1] 或者 fastp[2] 等软件来完成。这些工具可以检查每个读段和碱基的质量值、碱基频率的分布、读长分布等，过滤低测序质量的读段。对于两端质量值较低、中间质量值高的读段，还可以从两头剪除质量值低的碱基。

8.1.2　基因组学数据分析

在进行读段过滤后，需要将读段比对到参考基因组上，现在一般使用的人参考基因组是 hg19 或者 hg38，具体过程如图 8.2（彩图 8.2）所示。

（1）在测序文件比对到参考基因组之前，需要对参考基因组构建索引文件，索引文件可以使软件快速地在基因组上定位测序读段。现在常规的全基因组重测序比对软件是 BWA（burrows-wheeler aligner）[3]，BWA 软件中的 mem 算法不仅支持短读段的比对，也支持长 contigs 的比对，广泛应用在重测序和基因组组装等过程中。BWA 比对后的文件为 SAM 格式，SAM 文件是由 11 列内容组成的文本文件，其格式如表 8.1 所示，可以通过 SAMtools[4] 软件将其转换为二进制文件格式（BAM）以节省存储空间。

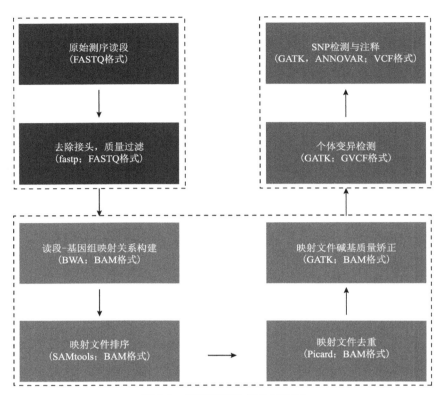

图 8.2　基因组学数据分析流程

表 8.1　SAM 格式详解

列编号	列名	列含义
1	Qname	比对读段的编号
2	FLAG	读段比对情况的数字标识，每一个数字代表一种情况
3	RNAME	参考序列的编号
4	POS	比对上的位置，从 1 开始计数
5	MAPQ	比对的质量值
6	CIGAR	简要比对信息，以参考序列为基础，使用数字加密码标识比对结果，其中 M 表示"完全比对"，S 表示"单碱基突变"，I 表示"插入"，D 表示"缺失"
7	RNEXT	配对读段比对上参考序列的编号
8	PNEXT	配对读段比对上的位置
9	LENGRH	读段的长度信息
10	SEQ	读段的序列信息
11	QUAL	读段的质量值，AC2 编码格式或者 Phred +33 编码格式

（2）原始的 BAM 文件排序是以 FASTQ 文件中读段的顺序进行排序的，在进行下一步分析时需要将其转换为参考序列位置排序，可以通过 SAMtools 软件进行排序。

（3）二代测序时，一般需要进行 PCR 将单一读段扩增形成簇，使得在测序时荧光信号放大，从而更容易被激光扫描器识别。而 PCR 的过程会引入重复，进而在后续分析的过程中导致偏差，因此需要将重复的序列去除，这一过程可以通过 Picard 软件进行。

（4）测序碱基的错误率是由测序仪在进行信号识别时对信号进行判读，并对碱基的质量值进行预测，GATK[5, 6]软件中 BaseRecalibrator 模块通过机器学习的方法构建了测序碱基错误率模型，并根据模型对测序的碱基进行相应的调整，以提高后续的突变检测的效果。

（5）GATK 软件中 HaplotypeCaller 模块可以通过对变异活跃区域进行局部组装，同时寻找单碱基变异（SNP）和插入缺失（INDEL），来提高后续变异检测的准确度。这一过程适合处理胚系突变，不适合体细胞突变，后者可以使用 Mutect2 模块。

（6）变异检测格式（VCF）[7]是存储序列变异的标准文件格式，包括 SNP、INDEL 等，VCF 格式是可扩展格式，其中前八列为变异位点的基本信息，具体见表 8.2。在得到最后包含变异信息的文件（VCF）后，需要对变异的碱基进行注释，这一过程主要是比对众多的数据库，确定突变是群体多样性或致病突变，最终与个体的表型进行关联。

表 8.2   VCF 格式详解

列编号	列名	列含义
1	CHROM	变异位点位于的染色体信息
2	POS	变异位点在基因组中的详细位置
3	ID	变异信息在数据库中的标识
4	REF	参考基因组在此位置的碱基序列
5	ALT	变异的碱基序列
6	QUAL	变异的质量值（Phred 格式）
7	FILTER	过滤的状态描述
8	INFO	位点相似信息描述

除了 GATK 之外，还有 SAMtools 和 SOAPsnp[8]软件可以进行变异检测。SAMtools 使用基因型似然模型进行变异检测，SOAPsnp 使用的方法是贝叶斯建

模。此外还有一些情况，如 Atlas2[9]用于全外显子组测序数据的变异检测，VarScan2[10]对一些极端测序深度，或在样本合并及污染等情况下进行变异检测。值得注意的是，在不同情况下，由于这些工具使用了不同的数学模型，对于同一组数据，不同工具检测到的变异集合只能部分重叠。因此在不同的实验具体情况中，应该选择更合适的变异检测工具。

重测序根据测序的区域大致可以分为两种：全基因组重测序和捕获区域测序。全基因组重测序是将个体或者组织的全部 DNA 进行建库测序，获得的是全部遗传信息；捕获区域测序，是通过 PCR 过程，将目标区域进行扩增，而后再进行建库测序，如全外显子测序就是捕获测序的一种，少数基因组成 panel 也是捕获测序的一种，捕获测序可以在降低成本的同时，获得目标区域的测序信息。

突变类型可以分为两种：胚系突变和体细胞突变。胚系突变是胚胎上所带有的突变或者群体的多态性，除了可以分析特定群体的遗传多态性，还可用来进行遗传病的检测；体细胞突变现在主要用于癌症的研究或者用药，而且由于体细胞突变在取样组织中所占的比例过低，一般需要通过获得极大的数据量（目的区域的极高倍数，如 1000 倍甚至 10 000 倍）来获得这些稀有突变信息。

另外在后续过程中，除了需要判断突变基因是否在编码区，以及突变是否会影响氨基酸编码改变外，也需要通过对数据库中已有突变位点进行比对，排除群体遗传多态性的干扰，进一步阐释哪一个基因的突变与致病、用药等相关。ANNOVAR[11]是最广泛用来注释突变信息的工具，它可以将突变位点作为输入，报告其功能影响并提供其显著性分数，以帮助过滤和优化。

8.1.3 转录组学数据分析

转录组学数据是将 RNA 进行反转录后进行建库测序，在一些基因组未知或者基因组质量较差的物种转录组测序时，可能会从头组装，但是在人的转录组测序过程中，一般使用参考基因组比对后进行分析（图 8.3，彩图 8.3）。

DNA 转录形成 RNA 的过程中会经过剪接，因此会导致测序产生的读段数据来源于基因组的不同区域，因此在将读段比对到参考基因组上时一般使用 STAR[13, 14]或者 Bowtie2[15]，此类工具都支持全局比对和局部比对，可以更好地将读段比对到参考基因组上。将过滤后的测序数据使用上述软件比对到参考基因组上后，将产生的 SAM 文件转换为 BAM 文件，并使用 SAMtools 进行排序，后续的分析都以此 BAM 文件为基础。

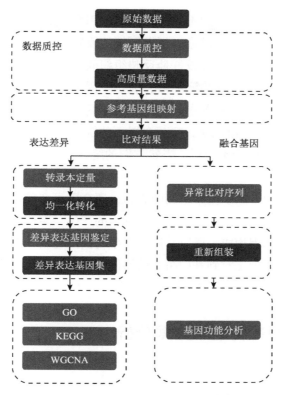

图 8.3　转录组学数据分析流程[12]

转录组测序常规目的一般是基因表达定量与新转录本挖掘。基因表达定量是指将测序组织内已知的表达基因进行定量，由于不同样本测序数据量不同，需要将其标准化。基因标准化的算法有两个，分别是 FPKM（Fragments Per Kilobase Million）与 TPM（Transcripts Per Million），公式如下：

$$\text{FPKM} = \frac{\dfrac{X_i}{L_i}}{\sum_j X_j}$$

$$\text{TPM} = \frac{\dfrac{X_i}{L_i}}{\sum_j \dfrac{X_j}{L_j}}$$

式中，X_i 代表比对到基因 i 上的读段，L_i 代表基因 i 外显子的总长度。

但是 FPKM 由于未考虑到不同样本表达基因数量的不同，可能会有偏差；TPM 将表达基因的数量考虑进去，可以更好地反映实际情况。因此现在常用的基因表达定量方法是 TPM，可较好地反映组织间基因的表达差异，其可以通过 DESeq2[16]来实现。如何解释检测的差异表达基因的生物学意义也是一个重要的问题，也就是功能分析。功能分析一般可以在不同的层次上进行，如基因本体（GO）和生物学途径（KEGG），这两个层面的统计学意义均可以使用超几何分布和单尾 Fisher 精确检验来获得，当然它们的统计学意义都需要使用 FDR 方法进行校正。

细胞转录过程中，除了正常基因的表达，还会因可变剪接、染色体结构的变异等原因转录生成新的转录本，包括融合基因的产生。融合基因是疾病的重要标志物，往往由多个基因构成，所以其测序产生的读段也会比对到不同的基因上，甚至同一个读段可能会比对到基因组上的不同区域。融合基因鉴定工具比较多，其中 FusionCatcher[17]、STAR-fusion[18]效果都比较好。

8.1.4 表观遗传组学数据分析

表观遗传组学测序是以高通量测序平台为基础，研究在核酸序列不变的情况下基因的表达、调控和性状发生可遗传的变化的技术。现有的表观组学测序主要分为四类：亚硫酸氢钠测序（bisulfite sequencing）、染色质免疫沉淀测序（chromatin immunoprecipiation sequencing ）、开放染色质测序（determination of open chromatin）、3D 染色质捕获（3D chromatin capture）。其中亚硫酸氢钠测序是通过将未甲基化的 C 转化为 U 后进行测序，因此在比对时和其他测序法使用的方法不同，亚硫酸氢钠测序在比对时主要使用 Bismap[19]或者 Bismark[20]软件。Bismap 以 SOAP 算法为基础，允许序列中 C 和 T 比对到基因组上的 C，但是 C 不能比对到 T，另外通过 HASH table seeding 方法的比对过程较为快速；Bismark 是以 Bowtie/BWA 为基础，将参考基因组和测序读段上 C 变为 T（互补链 G 变为 A）再进行比对，降低了序列的复杂度和特异性，可能会导致比对率较低，但是唯一比对的测序读段更加准确。染色质免疫沉淀测序和开放染色质测序并未改变碱基，因此可以直接使用 Bowtie 或者 BWA 软件进行比对，大致处理过程见图 8.4（彩图 8.4）。

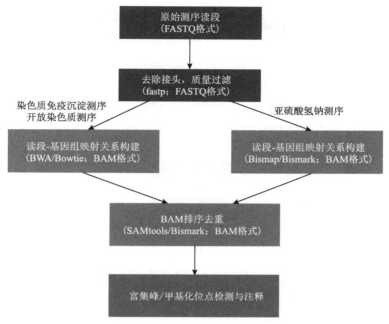

图 8.4　染色质免疫沉淀测序、开放染色质测序及亚硫酸氢钠测序分析流程

3D 染色质捕获测序技术包括 3C、4C、5C 及 Hi-C 等，其中 Hi-C 由于可以研究全基因组范围的染色质构象，因此被广泛使用。Hi-C 技术具体步骤是使用甲醛对组织细胞进行处理，使蛋白质与 DNA 进行交联；再使用内切酶对 DNA 进行处理，使两端产生黏性末端；将末端修复，引入生物素标记并进行连接；最后解交联，捕获带有生物素标记的片段进行建库测序。Hi-C 测序技术的主要目的是构建测序读段之间的互作图谱，重建染色质的三维结构。因此在进行基本的读段-基因组映射关系构建后，需要构建读段之间的相互关系并建立交互矩阵。这个过程一般使用 fit-HiC[21]和 Hiccups[22]，也可以使用 HiC-pro[23]工具，其中 HiC-pro 使用 Bowtie2 进行比对，并直接输出交互矩阵文件。

8.1.5　微生物组学数据分析

微生物组测序一般分为两种，分别为 16S 测序和宏基因组测序（又称鸟枪法，shotgun sequencing），其中 16S 测序又称扩增子测序，是通过 PCR 技术，将细菌的 16S rDNA 进行 PCR 扩增后进行测序，16S rDNA 的碱基长度（1.5kb）适中，既能体现种属之间的差异性，又能利用测序技术较容易地获得其序列。鸟枪法测序是提取微生物所有的 DNA 后，进行建库测序，得到微生物所有的遗传物质，不仅可以进行物种组装，也可以分析其代谢通路，可以同时对微生物进行物种和功能上的分析。

16S 测序主流的分析软件是 QIIME2[24]，QIIME2 软件整合了一系列的算法和软件，可以进行一站式的 16S 测序数据处理（图 8.5，彩图 8.5）。

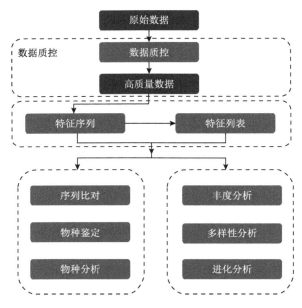

图 8.5　16S 测序分析流程

16S 测序主要研究群落的物种组成、物种间的进化关系及群落的多样性。宏基因组测序在 16S 测序分析的基础上还可以进行基因和功能层面的深入研究（GO、Pathway 等）。宏基因组测序（meta-genomics sequencing）是对环境样品中全部微生物的总 DNA（也称宏基因组）进行高通量测序，主要研究微生物种群结构、基因功能活性、微生物之间的相互协作关系及微生物与环境之间的关系。宏基因组测序研究摆脱了微生物分离纯培养的限制，扩展了微生物资源的利用空间，为环境微生物群落的研究提供了有效工具。宏基因组主要分析流程如图 8.6（彩图 8.6）所示。

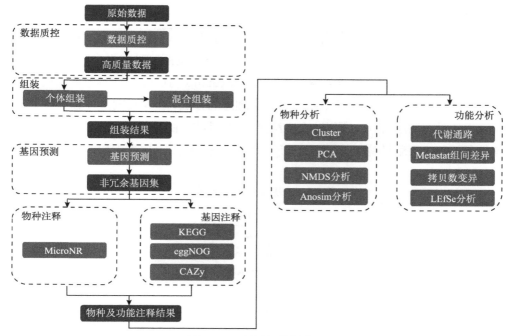

图 8.6　宏基因组分析流程

（1）宏基因组组装

在进行数据质控后，使用组装软件进行宏基因组组装，宏基因组组装软件有很多，见表 8.3，有文献显示 metaSPAdes 和 Megahit2 效果较好，其中前者组装效果最好，后者组装效果虽然不如前者，但是其内存等资源的消耗远比前者小。

表 8.3　宏基因组组装软件

组装工具	发表杂志	发表年份
Velvet[25]	*Genome Research*	2008
Abyss[26]	*Genome Research*	2009
IDBA-UD[27]	*Bioinformatics*	2012
MegaVelvet[28]	*Nucleic Acids Research*	2012
RayMeta[29]	*Genome Biology*	2012
SGA[30]	*Genome Research*	2012
SOAPdenovo2[31]	*Gigascience*	2012
MaSuRCA[32]	*Bioinformatics*	2013
Megahit[33]	*Bioinformatics*	2015
MetaSPAdes[34]	*Genome Research*	2017

（2）宏基因组分箱

在宏基因组组装步骤完成后，会得到成千上万的 contigs，其中有些 contigs 来自同一个物种（基因组），所以需要将这些 contigs 按照物种水平进行分组分类，这一过程称作分箱（binning）。尽管将得到的 contigs 与已知物种参考基因组进行比对，进而将 contigs 进行分组归类是一个理想的方法，但是目前大多数微生物的基因组还没有测序得到，所以这个方法具有很大局限性，因此现在主流的 binning 软件（表 8.4）策略是基于基因组 contigs 的序列组成特点，主要包括以下几个特点。

表 8.4　宏基因组 binning 软件

binning 工具	发表杂志	发表年份
ABAWACA[35]	*Nature*	2015
Canopy[36]	*Nature Biotechnology*	2014
CONCOCT[37]	*Nature Methods*	2014
GroopM[38]	*PeerJ*	2014
MaxBin[39]	*Bioinformatics*	2016
MetaBAT[40]	*PeerJ*	2015

1）根据核酸组成信息来进行 binning。来源于同一个基因组的序列或者 contigs 序列的核酸组成是相似的，如核酸使用频率、GC 含量和必需的单拷贝基因等。

2）根据丰度信息进行 binning。来源于同一个基因组的不同基因在不同的样品中丰度分布模式是相似的，如某一个基因组中的基因 A 和 B 的拷贝数比为 2∶1，那么在所有样品中 A 与 B 的比例都是 2∶1。

3）同时根据核酸组成信息和丰度变化信息进行 binning。将核酸组成信息和基因丰度变化信息进行融合，可以更好地保证 binning 效果，现在主流的 binning 软件多是同时依据这两点。

另外还有软件根据细菌特异的甲基化模式进行 binning，但是需在 m⁶A 测序的前提下。

现在一般使用的 MetaBAT、MaxBin 和 CONCOCT 这三个软件，有文献表示可以联合这三个软件共同使用[41]。

（3）基因预测

在 binning 完成之后，便可以进行基因预测。一般使用 Prokka[42]进行基因注释。Prokka 是一个命令性软件工具，是用 Perl 语言完成的。用一台典型台式机可以在约 10 分钟内充分注释一个细菌基因组草图,产生标准兼容的输出文件,以进行进一步分析或者在基因组浏览器中查看。

（4）物种注释

物种注释常用的方法是 kmer 法,如 Kraken[43]等,此类方法速度快、结果准确,但是消耗的资源较多。例如,Kraken 可以在 1 分钟内处理 100 万的读段。Kraken 可以将测序文件或者组装好的 contigs 文件进行物种分类。对于未知物种,也可以通过分析其最近共同祖先,将其分到科或者属等水平。

8.2　非核酸数据分析

生命科学研究日新月异,基因组学及相关分析技术的提高极大地推动了转录组学、蛋白质组学、代谢组学、表观遗传组学、微生物组学等的快速发展,人们可以多层次揭示生命现象。其中,蛋白质组学侧重从表层原因层面探究和解决生物学问题,代谢组学侧重从分子性状及结果层面探究和解决生物学问题。

蛋白质组学是理解基因功能的最重要方法之一,但比基因组学要复杂得多[44]。基因表达水平的波动可通过分析转录组或蛋白质组以区分细胞的两种生物学状态来确定,蛋白质是生物学功能的效应物,其水平不仅取决于相应的 mRNA 水平,还取决于宿主的翻译控制和调控。因此,蛋白质组学将被视为表征生物学系统的最相关数据集[45]。

与其他组学相比,小分子的产生和代谢才是一系列事件的最终结果,能够更准确地反映生物体系的状态;其他组学所引起的变化在代谢层面放大,更灵敏;代谢物结构与功能清楚,数量少,更容易解释其机制变化。代谢组学将在临床上发挥更大的作用,代谢组学的研究侧重于相关特定组分的共性,最终要涉及每一个代谢组分的共性、特性和规律。许多公司通过市场研究发现,健康人并不希望进行基因型分析,所以对于这些人群来说,基因组学研究在临床上的应用很有限。相对于基因组学来说,代谢组学提供的个人信息更少,且费用较低,在临床上更易被大众所接受。

数据分析是蛋白质组学和代谢组学研究的重要组成部分。数据分析是指用适当的统计分析方法对收集来的大量数据进行分析,将它们加以汇总、理解并消化,以求最大化地开发数据的功能,发挥数据的作用。数据分析过程的主要活动由识别信息需求、收集数据、分析数据、评价并改进数据分析的有效性组成。其目的是把隐藏在一大批看来杂乱无章的数据中的信息集中和提炼出来，从而找出所研究对象的内在规律。

8.2.1　蛋白质组学数据分析

蛋白质组是空间和时间上动态变化着的整体，一个基因组对应多个蛋白质组。相比稳定的基因组，蛋白质组是遗传信息、环境因素、生活习惯等多因素的综合体现。同一细胞/组织在不同时间/不同环境条件下蛋白谱的表达也存在不同。蛋白质组学是指利用高分辨的蛋白质分离技术和高效的蛋白质鉴定技术在蛋白质水平上整体性、动态和定量地研究生命现象及规律的科学，是系统生物学的有机组成部分。蛋白质组学在人类疾病中的大规模运用，有利于发掘新的疾病相关生物标志物和揭示疾病发生、发展及耐药机制，进而为疾病的早期诊断、靶向治疗、新药开发和疫苗研制提供重要的理论基础。

在过去的几十年中，由于新型蛋白质组学策略的惊人发展，许多疾病的早期诊断取得了实质性进展[46]。蛋白质组学研究的策略有两种：一种为"竭泽法"，即采用高通量的蛋白质组研究技术分析生物体内尽可能多乃至接近所有的蛋白质；另一种为"功能法"，即研究不同时期细胞蛋白质组成的变化，如蛋白质在不同环境下的差异表达，以发现有差异的蛋白质种类为主要目的。蛋白质组学的研究范围：一种是"完全"蛋白质组学或表达蛋白质组学，主要分析构成蛋白质组蛋白质的种类和数量，并以此来探讨细胞、组织、个体或特定状态的特征；另一种是"差异"蛋白质组学或功能蛋白质组学，主要筛选和鉴定不同种类或状态下各样品间蛋白质组的区别与变化，通过分析蛋白质组中蛋白间相互作用及细胞内功能单位，解析蛋白质组与细胞功能之间的相关性。

大规模蛋白质组分析过程主要包括样品制备、图像分析、蛋白质成分的分析与鉴定，其分析的关键技术——蛋白质鉴定包括图像分析、微量测序、肽段氨基酸组分分析和质谱分析等。蛋白质组数据库包含各种已鉴定的蛋白质信息，如蛋白质序列、核苷酸序列、双向凝胶电泳图谱、蛋白质三维结构、翻译后修饰、基因组及代谢数据库等。蛋白质组学数据分析流程如图 8.7 所示，主要包含解谱、统计、生物注释和信息挖掘四大部分，高质量数据与高级数据处理工具的结合对于更深入地了解蛋白质组学样品至关重要，数据处理和分析通常是蛋白质组学工作流程中不可或缺的部分，尤其是对于生物标志物的发现[47]。

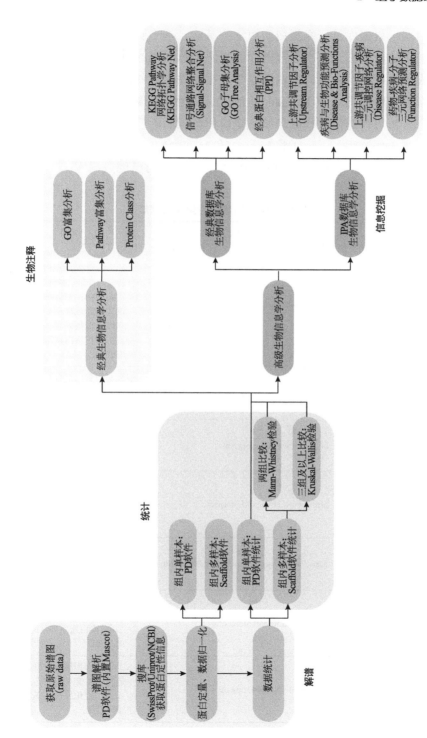

图8.7 蛋白质组学数据分析流程

蛋白质组数据库是研究蛋白质组学的基础，基于质谱技术的蛋白质组学分析或鉴定结果的质量首先取决于数据库的来源与数据库的质量，常见的蛋白质组数据库如表 8.5 所示；常见的蛋白质组学数据库检索软件如表 8.6 所示，其中，蛋白质组学数据库检索软件 X!Tandem 的优点是运算速度快；免费，并行集群计算成本低；开源可自行修改代码。缺点是应用范围尚不广泛；后期统计软件接口尚未成熟。其工作流程如下：①将*.raw 文件转变为*.mzXML 文件；②编辑参数；③运行 GPM 中的 X!Tandem；④查看结果；⑤使用自己的数据库。

表 8.5　常见的蛋白质组学数据库

蛋白质组数据库	网址	简介
UniProt（The Universal Protein Resource）	https://www.uniprot.org	提供详细的蛋白质序列、功能信息，如蛋白质功能描述、结构域结构、转录后修饰、修饰位点、变异度、二级结构、三级结构等，同时提供其他数据库，包括序列数据库、三维结构数据库、二维凝胶电泳数据库、蛋白质家族数据库的相应链接
CORUM（Comprehensive Resource of Mammalian Protein Complexes）	https://mips.helmholtz-muenchen.de/corum/	哺乳动物蛋白复合物数据库，提供的数据包括蛋白复合物名称、亚基、功能、相关文献等
CyBase（Cyclic Protein Database）	http://www.cybase.org.au/	环状蛋白数据库，提供环状蛋白的序列、结构等数据，提供环化蛋白预测服务
InterPro	http://www.ebi.ac.uk/interpro/	蛋白质综合数据库，从大量的数据库中整合而成的包括蛋白质结构域、蛋白质家族、功能位点等信息的数据库
SWISS-2DPAGE	https://www.expasy.org/resources/swiss-2dpage	提供人类、小鼠、大肠杆菌、酿酒酵母、盘基网柄菌的 2D-PAGE 参考图
3DID（3D Interacting Domains）	https://3did.irbbarcelona.org/	搜集 3D 结构已知的蛋白质的互作信息，可通过结构域名称、基序名称、蛋白质序列、GO 编码、PDB ID 查询
ConsensusPathDB	http://cpdb.molgen.mpg.de	人类功能作用网络数据库，与多个数据库有交叉应用，提供蛋白质互作、生化反应、基因调控等作用网数据

蛋白质组数据库	网址	简介
PiSite（Database of Protein interaction sites）	http://pisite.hgc.jp/cgi-bin/top.cgi	以 PDB 为基础，在蛋白质序列中搜寻互作位点
HPRD（Human Protein Reference Database）	http://www.hprd.org/	人体蛋白文献数据库
Binding MOAD	http://www.bindingmoad.org/	致力于提供蛋白质-配体晶体结构数据信息。提供结构已知的蛋白质的相关配体，并附有详细注释，同时提供由实验而得的亲和力数据
STITCH	http://stitch.embl.de/	蛋白质-化合物作用网数据库
CDD（Conserved Domain Database）	https://www.ncbi.nlm.nih.gov/cdd/	蛋白质保守结构域数据库。收集了大量保守结构域序列信息和蛋白质序列信息。检索者通过CD-Search 服务，可获得蛋白质序列中所含的保守结构域信息，从而分析、预测该蛋白质的功能
CPDB（Circular Permutation Database）	http://sarst.life.nthu.edu.tw/cpdb/	蛋白质环形序列重组基序数据库。蛋白质的环形序列重组（circular permutation, CP）可看作是原来的N 端与 C 端被接在一起，然后在另一处产生新开口。虽然当前已有很多知名的蛋白质家族被发现有 CP 成员，而且也有研究指出蛋白质结构资料库中可能存在不少CP 实例，但高效率的 CP 搜寻工具却很罕见。CPSARST 提供了一套有效的 CP 搜寻工具
MegaMotifbase	http://caps.ncbs.res.in/MegaMotifbase/index.html	蛋白质基序家族、超家族数据库。提供已知基序的 3D 定位图、转角距等数据

表 8.6　常见的蛋白质组学数据库检索软件

	GPM（X!Tandem）	SEQUEST	Mascot
类型	免费开源软件	商业软件	商业软件
数据输入	dta，pkl，mgf，mzXML，mzDATA	raw，dta	mgf，dta
速度	快	较慢	较慢
并行运算	支持（PVM，MPI）	支持（PVM）	支持（MPI）

蛋白质组学本质上指的是在大规模水平上研究蛋白质的特征，包括蛋白质的表达水平、翻译后的修饰、蛋白与蛋白相互作用等，由此获得蛋白质水平上的关于疾病发生、细胞代谢等过程的整体而全面的认识。蛋白质组学数据分析给基因表达最终产物的研究提供了信息，是对翻译水平等研究的一种补充，是全面了解基因组表达必不可少的一种手段，它的发展将给分子生物学领域带来革命性的变化[48]。

8.2.2　代谢组学数据分析

代谢组学是系统生物学的重要组成部分，代谢物与表型最为接近，代谢物的变化更直接地揭示基因的功能，因此代谢组学研究越来越受到广泛的关注。代谢组学是研究生命系统中全局代谢物的概况[49]。在过去的 10 年中，对代谢的综合研究已取得了长足进步。质谱（MS）通过同时测量许多代谢物发挥了核心作用[50]。

代谢组学数据集提供了大量多维数据，需要仔细地对其进行质量控制、分析和解释。像基因组学和转录组学一样，有各种各样的公共数据库和工具可用于存储、查询、浏览、分析和可视化代谢组学网络[51]。常用的代谢组学相关数据库有人类代谢组数据库（Human Metabolome Database，HMDB）、KEGG 数据库、Reactome 数据库（http://www.reactome.org）等，HMDB 是代谢组学热门数据库之一，包含人体内发现的小分子代谢物的详细信息，包含不少于 79 650 种代谢物条目。SMPDB 数据库与 HMDB 关联，包含约 700 种人类代谢和疾病途径图。KEGG 数据库是代谢组热门数据库之一，包含代谢通路和互作网络信息。Reactome 数据库主要收集了人体主要代谢通路信息及重要反应。MassBank 数据库主要收集许多高分辨率低代谢组分的谱图。METLIN 数据库，是商业化的代谢组及串联质谱数据库，包含约 43 000 种代谢物和 22 000 个 MS/MS 谱图。FiehnLib 数据库是商业化的代谢组数据库，包含约 1000 个保守的代谢分子的 EI 光谱。NIST/EPA/NIH Mass Spectral Library 数据库也是商业化的代谢组数据库，包含超过 190 000 个 EI 谱图。 BioCyc 数据库收集了通路和基因组数据，可以免费使用。MetaCyc 数据库广泛收集了许多来自不同生物体的代谢通路及酶的信息，囊括了超过 51 000 篇文献。MMCD 数据库收集了超过 10 000 种代谢物的信息及其质谱和核磁共振谱数据，大多数是拟南芥的代谢物。

代谢组学研究三大主要技术平台：①气相色谱-质谱联用（GC-MS）；②液相色谱-质谱联用（LC-MS）；③核磁共振（NMR）。这三种技术平台具有不同的特点（图8.8，彩图8.8）。GC-MS擅长对挥发性、极性低的代谢物进行分析鉴定，对不挥发性代谢物无能为力。而LC-MS擅长对不挥发性化合物、极性化合物、热不稳定化合物及1000Da以内的大分子质量化合物进行分析鉴定。NMR检测代谢物具有无偏向性、无损伤性、前处理简单及可实时、动态检测的特点，然而它的检测灵敏度较低。因此，更全面的代谢组分析鉴定，应根据研究对象特征和目的，灵活地将一种或多种代谢组鉴定技术有机组合，发挥各自的优势。

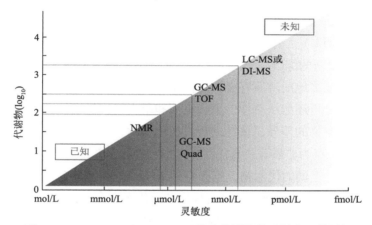

图8.8　LC-MS、GC-MS、NMR鉴定代谢物的灵敏度和数量级

NMR：核磁共振；GC-MS Quad：气相色谱-串联四极杆质谱；GC-MS TOF：气相色谱-飞行时间质谱；LC-MS：液相色谱-质谱联用；DI-MS：解吸电离质谱

生物样品经过GC-MS、LC-MS、NMR等高通量仪器检测后，得到大量的图谱数据，使用XCM等软件对这些图谱数据进行转换，可获得用于统计分析的标准格式的数据。代谢组学数据具有以下特点。①高噪声：生物体内含有大量维持自身正常功能的内源性小分子，具有特定研究意义的生物标志物只是其中很少一部分，绝大部分代谢物和研究目的无关。②高维、小样本：代谢物的数目远大于样品个数，不适合使用传统的统计学方法进行分析，多变量分析容易出现过拟合和维数灾难问题。③高变异性：一是不同代谢物质的理化性质差异巨大，其浓度含量动态范围宽达7~9个数量级；二是生物个体间存在各种来源的变异，如年龄、性别都可能影响代谢产物的变化；三是仪器测量受各种因素影响，容易出现随机测量误差和系统误差，这使得识别有重要作用的生物标志物可能极其困难。④相

互作用关系复杂：各种代谢物质可能不仅具有简单的相加效应，而且可能具有交互作用，从而增加了识别这些具有复杂关系的生物标志物的难度。⑤相关性和冗余性：各种代谢物并非独立存在，而是相互之间具有不同程度的相关性，同时碎片、加合物和同位素的存在使得数据结构存在很大的冗余性，这就需要采用合理的统计分析策略来揭示隐藏其中的复杂数据关系。⑥分布的不规则和稀疏性：代谢组学数据分布不规则，而且数据具有稀疏性（即有很多值为零），因此，传统的一些线性和参数分析方法此时可能失效。

代谢组学数据分析（图8.9，彩图8.9）中：①最常用的多维模型包括主成分分析（principal component analysis，PCA）、偏最小二乘法判别分析（partial least squares discriminant analysis，PLS-DA）和正交偏最小二乘法判别分析（orthogonal PLS-DA，OPLS-DA）。其中，主成分分析是将原本鉴定到的所有代谢物重新线性组合，形成一组新的综合变量，同时根据所分析的问题从中选取2~3个综合变量，使它们尽可能多地反映原有变量的信息，从而达到降维的目的。同时，对代谢物进行主成分分析还能从总体上反映组间和组内的变异度。②火山图分析：将所有检测到的代谢物的差异显著性进行可视化展示，图中蓝色和红色点为显著差异的代谢物，灰色点为非显著差异代谢物，左边的点为表达差异下调的代谢物，右边的点为表达差异上调的代谢物，越靠左/右边和上边的点表达差异越显著。③维恩图分析：通过差异代谢物维恩图可观察出差异代谢物在各对比组间的数量分布状况，便于研究者根据维恩图结果及实验设计选择后续的研究方向。④差异代谢物聚类分析：利用定性的显著性差异代谢物的表达量对各组样本进行层次聚类（hierarchical clustering），从而辅助我们准确地筛选标志代谢物，并对相关代谢过程的改变进行研究。⑤差异代谢物网络分析：根据所提供的代谢物，从相互作用数据库中提取相互作用关系对并构建网络，分析和确定差异代谢物之间相互作用和与之直接作用的其他代谢物。根据所构建的网络可以采用网络计算的方法计算重要的节点。⑥差异代谢物通路分析：将代谢组学数据分析结果与生物学知识相结合，将代谢物变化信息放入具有生物学意义的代谢通路上，从京都基因与基因组百科全书（Kyoto Encyclopedia of Genes and Genomes，KEGG）庞大的代谢通路数据库中找到最应该被关注的几条差异代谢通路，为后续研究项目的深入开发及生物学意义的阐述指明方向。此时，可以采用MetaboAnalyst网站（https://www.metaboanalyst.ca/）进行代谢通路分析（metabolic pathway analysis），代谢通路分析分为富集分析（enrichment analysis）和通路分析（pathway analysis）。通路分析中添加了通路拓扑分析（topology analysis），会输出通路在整体中的重要性（impact）。

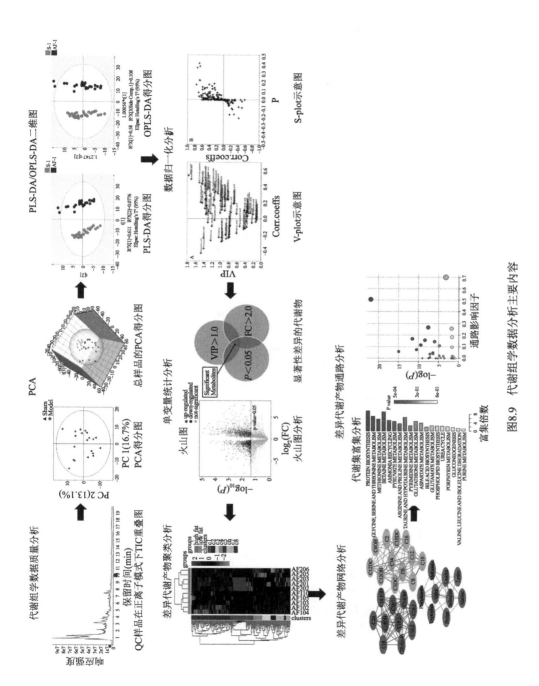

图8.9　代谢组学数据分析主要内容

代谢组学不仅可以提供体内代谢物的定性数据，而且可以提供其定量数据，这些数据对于在体内条件下对运行的代谢网络进行基于模型的描述至关重要。生物样本通过 GC-MS、LC-MS、NMR 等高通量仪器分析检测后，能产生大量的数据，从复杂的代谢组学数据中确定与所研究现象有关的代谢物，筛选出候选生物标志物已成为代谢组学研究的关键点。许多代谢物已被鉴定为多种疾病的标志物，包括在脑脊液中发现的精神分裂症标志物；在血浆中发现的冠状动脉闭塞的标志物；在精液中发现的男性脊髓外伤性不育症指标。这些代谢物的浓度通常会根据所治疗疾病的治疗而变化。此外，生物标志物可携带有关疾病部位和机制的信息。代谢物还可作为疾病风险、个体易感性或疾病恢复的指标[52]。

参 考 文 献

[1] Andrews S. FastQC: a quality control tool for high throughput sequence data [M]. Cambridge：Babraham Bioinformatics , 2010.

[2] Chen S, Zhou Y, Chen Y, et al. fastp: an ultra-fast all-in-one FASTQ preprocessor [J]. Bioinformatics, 2018, 34(17)：i884-i890.

[3] Li H, Durbin R. Fast and accurate short read alignment with Burrows-Wheeler transform [J]. Bioinformatics, 2009, 25(14)：1754-1760.

[4] Li H, Handsaker B, Wysoker A, et al. The sequence alignment/map format and SAMtools [J]. Bioinformatics, 2009, 25(16)：2078-2079.

[5] Van der auwera G A, Carneiro M O, Hartl C, et al. From FastQ data to high-confidence variant calls: the genome analysis toolkit best practices pipeline [J]. Current Protocols in Bioinformatics, 2013, 43(1)：11.10.1-11.10.33.

[6] Mckenna A, Hanna M, Banks E, et al. The Genome Analysis Toolkit: a MapReduce framework for analyzing next-generation DNA sequencing data [J]. Genome Research, 2010, 20(9)：1297-1303.

[7] Danecek P, Auton A, Abecasis G, et al. The variant call format and VCFtools [J]. Bioinformatics, 2011, 27(15)：2156-2158.

[8] Li R, LI Y, Fang X, et al. SNP detection for massively parallel whole-genome resequencing [J]. Genome Research, 2009, 19(6)：1124-1132.

[9] Challis D, Yu J, Evani U S, et al. An integrative variant analysis suite for whole exome next-generation sequencing data [J]. BMC Bioinformatics, 2012, 13(1)：8.

[10] Koboldt D C, Zhang Q, Larson D E, et al. VarScan 2: somatic mutation and copy number alteration discovery in cancer by exome sequencing [J]. Genome Research, 2012, 22(3)：568-576.

[11] Wang K, Li M, Hakonarson H. ANNOVAR: functional annotation of genetic variants from high-throughput sequencing data [J]. Nucleic Acids Research, 2010, 38(16)：e164.

[12] Sahraeian S M E, Mohiyuddin M, Sebra R, et al. Gaining comprehensive biological insight into the transcriptome by performing a broad-spectrum RNA-seq analysis [J]. Nature Communications, 2017, 8(1): 1-15.

[13] Dobin A, Davis C A, Schlesinger F, et al. STAR: ultrafast universal RNA-seq aligner [J]. Bioinformatics, 2013, 29(1): 15-21.

[14] Dobin A, Gingeras T R. Mapping RNA-seq reads with STAR [J]. Current Protocols in Bioinformatics, 2015, 51(1): 11.4.1-11.4.19.

[15] Langmead B, Salzberg S L. Fast gapped-read alignment with Bowtie 2 [J]. Nature Methods, 2012, 9(4): 357.

[16] Love M I, Huber W, Anders S. Moderated estimation of fold change and dispersion for RNA-seq data with DESeq2 [J]. Genome Biology, 2014, 15(12): 550.

[17] Nicorici D, Şatalan M, Edgren H, et al. FusionCatcher-a tool for finding somatic fusion genes in paired-end RNA-sequencing data [J]. BioRxiv, 2014, 011650.

[18] Haas B, Dobin A, Stransky N, et al. STAR-fusion: fast and accurate fusion transcript detection from RNA-Seq [J]. BioRxiv, 2017, 120295.

[19] Karimzadeh M, Ernst C, Kundaje A, et al. Umap and Bismap: quantifying genome and methylome mappability [J]. Nucleic Acids Research, 2018, 46(20): e120.

[20] Krueger F, Andrews S R. Bismark: a flexible aligner and methylation caller for Bisulfite-Seq applications [J]. Bioinformatics, 2011, 27(11): 1571-1572.

[21] Ay F, Bailey T L, Noble W S. Statistical confidence estimation for Hi-C data reveals regulatory chromatin contacts [J]. Genome Research, 2014, 24(6): 999-1011.

[22] Rao S S, Huntley M H, Durand N C, et al. A 3D map of the human genome at kilobase resolution reveals principles of chromatin looping [J]. Cell, 2014, 159(7): 1665-1680.

[23] Servant N, Varoquaux N, Lajoie B R, et al. HiC-Pro: an optimized and flexible pipeline for Hi-C data processing [J]. Genome Biology, 2015, 16(1): 259.

[24] Bolyen E, Rideout J R, Dillon M R, et al. Reproducible, interactive, scalable and extensible microbiome data science using QIIME 2[J]. Nature Biotechnology, 2019, 37(8): 852-857.

[25] Zerbino D R, Birney E. Velvet: algorithms for *de novo* short read assembly using de Bruijn graphs [J]. Genome Research, 2008, 18(5): 821-829.

[26] Simpson J T, Wong K, Jackman S D, et al. ABySS: a parallel assembler for short read sequence data [J]. Genome Research, 2009, 19(6): 1117-1123.

[27] Peng Y, Leung H C M, Yiu S M, et al. IDBA-UD: a *de novo* assembler for single-cell and metagenomic sequencing data with highly uneven depth [J]. Bioinformatics, 2012, 28(11): 1420-1428.

[28] Namiki T, Hachiya T, Tanaka H, et al. MetaVelvet: an extension of Velvet assembler to *de novo* metagenome assembly from short sequence reads [J]. Nucleic Acids Research, 2012, 40(20): e155.

[29] Boisvert S, Raymond F, Godzaridis E, et al. Ray Meta: scalable *de novo* metagenome assembly and profiling [J]. Genome Biology, 2012, 13(12): R122.

[30] Simpson J T, Durbin R. Efficient *de novo* assembly of large genomes using compressed data

structures [J]. Genome Research, 2012, 22(3): 549-556.

[31] Luo R, Liu B, Xie Y, et al. SOAPdenovo2: an empirically improved memory-efficient short-read *de novo* assembler [J]. Gigascience, 2012, 1(1): 18.

[32] Zimin A V, Marçais G, Puiu D, et al. The MaSuRCA genome assembler [J]. Bioinformatics, 2013, 29(21): 2669-2677.

[33] Li D, Liu C-M, Luo R, et al. MEGAHIT: an ultra-fast single-node solution for large and complex metagenomics assembly via succinct de Bruijn graph [J]. Bioinformatics, 2015, 31(10): 1674-1676.

[34] Nurk S, Meleshko D, Korobeynikov A, et al. metaSPAdes: a new versatile metagenomic assembler [J]. Genome Research, 2017, 27(5): 824-834.

[35] Brown C T, Hug L A, Thomas B C, et al. Unusual biology across a group comprising more than 15% of domain Bacteria [J]. Nature, 2015, 523(7559): 208-211.

[36] Nielsen H B, Almeida M, Juncker A S, et al. Identification and assembly of genomes and genetic elements in complex metagenomic samples without using reference genomes [J]. Nature Biotechnology, 2014, 32(8): 822-828.

[37] Alneberg J, Bjarnason B S, de Bruijn I, et al. Binning metagenomic contigs by coverage and composition [J]. Nature Methods, 2014, 11(11): 1144-1146.

[38] Imelfort M, Parks D, Woodcroft B J, et al. GroopM: an automated tool for the recovery of population genomes from related metagenomes [J]. PeerJ, 2014, 2:e603.

[39] Wu Y W, Simmons B A, Singer S W. MaxBin 2. 0: an automated binning algorithm to recover genomes from multiple metagenomic datasets [J]. Bioinformatics, 2016, 32(4): 605-607.

[40] Kang D D, Froula J, Egan R, et al. MetaBAT, an efficient tool for accurately reconstructing single genomes from complex microbial communities [J]. PeerJ, 2015, 3:e1165.

[41] Uritskiy G V, Diruggiero J, Taylor J. MetaWRAP—a flexible pipeline for genome-resolved metagenomic data analysis [J]. Microbiome, 2018, 6(1): 1-13.

[42] Seemann T. Prokka: rapid prokaryotic genome annotation [J]. Bioinformatics, 2014, 30(14): 2068-2069.

[43] Wood D E, Salzberg S L. Kraken: ultrafast metagenomic sequence classification using exact alignments [J]. Genome Biology, 2014, 15(3): R46.

[44] Lander E S, Linton L, Birren B, et al. Initial sequencing and analysis of the human genome[J]. Nature, 2001, 409(6822): 860-921.

[45] Cox J, Mann M. Is proteomics the new genomics[J]. Cell, 2007, 130(3): 395-398.

[46] Huang Z, Ma L, Huang C, et al. Proteomic profiling of human plasma for cancer biomarker discovery[J]. Proteomics, 2017, 17(6).

[47] Domon B, Aebersold R. Challenges and opportunities in proteomics data analysis[J]. Molecular & Cellular Proteomics, 2006, 5(10): 1921-1926.

[48] 邹清华, 张建中. 蛋白质组学的相关技术及应用[J]. 生物技术通讯, 2003, 14(3): 210-213.

[49] Rochfort S. Metabolomics reviewed: a new "omics" platform technology for systems biology and implications for natural products research[J]. Journal of Natural Products, 2005, 68(12): 1813-1820.

[50] Jang C, Chen L, Rabinowitz J D. Metabolomics and isotope tracing[J]. Cell, 2018, 173(4): 822-837.

[51] Suravajhala P, Kogelman L J, Kadarmideen H N. Multi-omic data integration and analysis using systems genomics approaches: methods and applications in animal production, health and welfare[J]. Genetics Selection Evolution, 2016, 48(1): 38.

[52] Nicholson J K, Lindon J C. Systems biology: Metabonomics[J]. Nature, 2008, 455(7216): 1054-1056.

9 多组学数据整合研究

9.1 概　　述

近年来新技术的不断涌现，加快了多组学研究向定量化、高通量的发展，我们可以同时进行多个水平生物指标的检测，如对同一系列样品进行基因表达量和代谢物丰度两个水平的检测。科学的进步也让我们认识到分子并不是独立行使生物学功能，它们之间有着复杂精妙的关联调控网络。所以，多组学的分析将更有利于系统科学地揭示现象背后的分子机制，实现从"因"和"果"两个方向探究生物学问题，使相互间的验证作用更明显，有利于系统性地研究临床发病机制、确认疾病靶点，发现生物标志物与进行疾病早期诊断，从而对个体化治疗和用药指导发挥重要作用。

多组学数据整合分析是指对来自基因组、转录组、蛋白质组、表观遗传组、代谢组和微生物组等不同生物分子层次的批量数据进行归一化处理、比较分析和相关性分析等统计学分析，建立不同层次分子间数据关系。同时结合 GO 功能分析、代谢通路富集、分子互作等生物功能分析，系统全面地解析生物分子功能和调控机制。将不同分子层次的组学数据进行整合分析，一方面可以相互验证，另一方面也有助于相互补充，最终实现对生物变化大趋势与方向的综合了解，提出分子生物学变化机制模型，并筛选出重点代谢通路或者蛋白、基因、代谢、脂质产物，以进行后续深入实验分析与应用。

多组学数据整合分析可应用于生物领域的各个研究方面。①基础医学、临床诊断：生物标志物、疾病机制、疾病分型、个性化治疗等；②生物医药：药物作用机制、药效评价、药物开发等；③微生物领域：致病机制、耐药机制、病原体-

宿主相互作用研究等；④农林领域：抗逆胁迫机制、生长发育机制、育种保护研究等；⑤畜牧业：肉类及乳品质研究、致病机制研究等；⑥海洋水产：渔业资源、海水养殖、渔业环境与水产品安全等；⑦生物能源、环境科学领域：发酵过程优化、生物燃料生产、环境风险评估研究等；⑧食品营养：食品储藏及加工条件优化、食品组分及品质鉴定、功能性食品开发、食品安全检测等。

多组学研究整体框架如图 9.1 所示，在进行多组学数据分析时，重要的是要了解所有这些不同数据类型是如何相关的。Palsson 实验室的研究员 Elizabeth Brunk 说："虽然所有这些数据类型都是从同一个单元格派生出来的，但它们代表了以不同规模发生的过程。我们的工作是让多个不同的数据类型同步，以便我们能够理解这些过程的协调并从中获得意义。"利用当今的技术，科学家们能够生成有关细胞或生物体的完整基因、蛋白质、RNA 谱、代谢物等多种数据。利用多组学数据，科学家们可以对复杂的生物相互作用进行建模，并对不同的细胞过程有更全面的了解，但挑战在于分析和理解这些大型数据集。

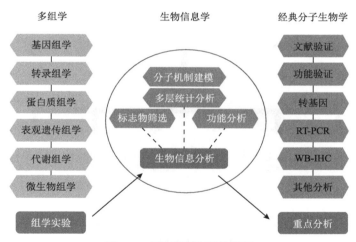

图 9.1　多组学研究整体框架

RT-PCR：反转录-聚合酶链反应；WB：蛋白质印迹法；IHC：免疫组织化学

9.2　多组学整合分析应用

9.2.1　多组学整合分析 O2PLS 模型

随着技术的快速和持续改进，现在可获得来自不同水平（基因组、转录组、蛋白质组、表观遗传组、代谢组和微生物组）的大量组学数据。在集成系统生物学方法中，越来越明显的是，组学数据的集成将提供对生物学系统的更好理解。为此，两个数据集的同时分析是更好地了解不同生物学功能水平之间关系的一项重要任务[1]。O2PLS（two-way orthogonal partial least squares）模型可对两个数据矩阵（两组学）进行统计建模，预测两个矩阵中有潜在关联的数据集合，是从 OPLS 模型延伸而来的。不同于 Pearson、Spearman 相关系数两两配对的计算形式，如计算每个基因与每个代谢物的相关系数，O2PLS 是基于两组学的数据总和，可以理解为考虑组学的总变异，从数据的整体角度，解析数据中噪声、关联等信息。该模型通过计算，将每个组学的数据都分解为三个部分（图 9.2，彩图 9.2），即关联部分（joint part，两组学共同对应变化，即有关联）、正交部分（orthogonal part，两组学彼此正交，即互不相关）、噪声部分（noise part，冗余信息）。各部分对总变异的解释程度以 R2 表示，值越高表示模型的解释能力越好。模型的过拟合和不足都会降低 R2。O2PLS 模型适用于两组学数据的关联分析（两组学的样本一一对应、数量一致即可），可广泛应用于转录+代谢、微生物+代谢等关联分析。

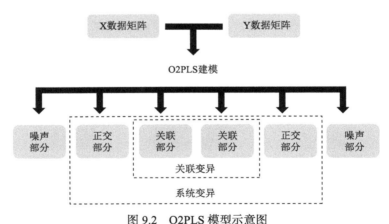

图 9.2　O2PLS 模型示意图

9.2.2　转录组学与基因组学关联分析

随着高通量测序技术的完善和各种组学方法的成熟，不同组学的组合使用越来越受欢迎，然而研究过程中对产生的大量数据进行分析是目前面临的最大挑战。通过整合不同组学数据来分析比较不同数据间的关系及阐述综合数据所说明的生物学问题才是最终研究目的[2]。

基因组测序技术可从 DNA 层面筛选出遗传变异信息，将研究对象的表型进行系统定性研究，转录组测序可从 RNA 层面分析显著差异表达基因及关键基因的通路富集分析。转录组学与基因组学关联分析思路如图 9.3 所示，可同时聚焦于基因组的变异信息与转录组差异表达信息，目前这种研究策略已广泛应用于生物学领域、疾病领域等研究中。

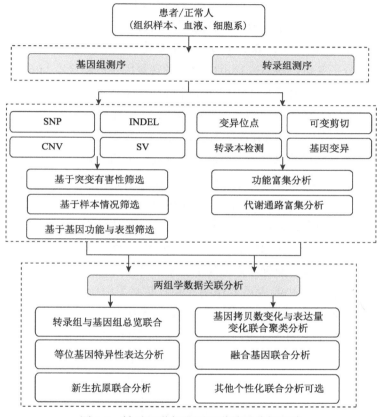

图 9.3　转录组学与基因组学关联分析思路

9.2.3　转录组学与蛋白质组学关联分析

转录组学和蛋白质组学都是获得基因表达情况的重要工具，从生物学角度上看，转录组代表了基因表达的中间状态，可以反映诸如转录调控、转录后调控的机制；而蛋白质是生物体直接的功能执行者，因而对其表达水平的研究有着不可替代的优势。要全面探究生物体疾病机制、胁迫机制，精确研究重要基因的表达模式和调控机制，只有关联转录组学和蛋白质组学数据对生物样本进行系统研究，才能真正观察到 mRNA-蛋白质关联性，进而从整体上解释生物学问题。

转录组学与蛋白质组学关联分析思路如图 9.4 所示，首先整合相同样本来源的转录组和蛋白质组数据，当某一个蛋白被鉴定到且在转录组水平有表达信息时，则认为基因和蛋白被关联到。接下来在表达量关联分析及关联结果的功能注释和富集分析方面进行细致解析。研究人员对造血干细胞（HSC）及四种多能祖细胞群的定量蛋白质组、转录组及甲基化分析数据进行了整合分析。从鉴定到的 27 000 余条转录本、6000 余个蛋白和 15 000 余段差异甲基化区域中，分析出与早期分化相关的协同作用的分子变化。该研究揭示出 493 种转录因子的转录本与 628 条 lncRNA 的差异表达图谱，并找出了 HSC 中重点的特异表达群。同时还发现了在 HSC 分化过程中起关键作用的转录本亚型动态调控模式，以及与 MPP2 细胞多能性相关的细胞周期/DNA 修复特征。该研究在造血层级系统的顶层提供了一个综合的全基因组的分析资料，便于探讨涉及分子、细胞、表观遗传的机制调控[3]。心房颤动（简称房颤）是最常见的心律失常之一，随着年龄的增长，其患病率显著增加。众所周知，房颤患者脑卒中风险增加[4]。随着高通量技术的飞速发展，现在可以使用多组学方法对多种疾病在转录和翻译水平上进行基因和蛋白质表达的大规模研究[5]。在一项研究中，研究人员通过转录组学和蛋白质组学分析，研究了持续性房颤持续至少 6 个月或正在接受人工瓣膜置换术的心脏瓣膜病患者的心房组织，揭示了 PPAR 信号通路在房颤的发病机制中起着重要作用，并且某些蛋白质可能是房颤的生物标志物，由于在这项研究中，PPAR 途径在心脏瓣膜疾病的房颤病理中具有重要意义，因此针对 PPAR 途径中的差异蛋白可能为未来的诊断和治疗提供新思路[6]。

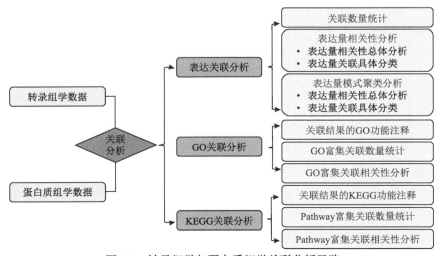

图 9.4　转录组学与蛋白质组学关联分析思路

9.2.4   转录组学与代谢组学关联分析

转录组和代谢组能够分析得到在同一代谢通路中涉及的基因和代谢物，两者相互结合能够更好地揭示机体在疾病或者外界刺激后产生的生物学过程。转录组学和代谢组学数据的综合分析具有极大地增进我们对导致各种潜在临床应用代谢网络和生物系统的了解的潜力[7]。

转录组学和代谢组学关联分析，是指对来自转录组和代谢组的批量数据进行归一化处理及统计学分析，建立不同层次分子间数据关系；同时结合功能分析、代谢通路富集、分子互作等生物功能分析，系统全面地解析生物分子功能和调控机制，最终实现对生物变化大趋势与方向的综合了解，进而提出分子生物学变化机制模型，并筛选出重点代谢通路或者基因、代谢产物进行后续深入实验分析与应用。整合转录组及代谢组学数据，深入挖掘参与调控过程的基因和代谢物，可以揭示真实的基因表达调控网络。转录组学与代谢组学关联分析思路如图 9.5 所示，转录组学和代谢组学的整合有助于阐明驱动疾病的机制及发现潜在的生物标志物（代谢物）和靶标（基因）[8]。

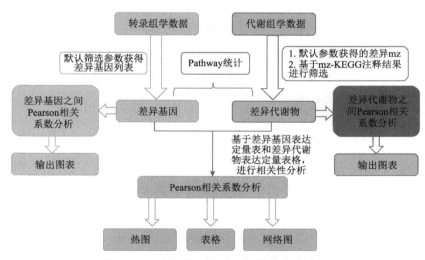

图 9.5   转录组学与代谢组学关联分析思路

9.2.5   蛋白质组学与代谢组学关联分析

蛋白质组学是在组织、细胞水平上探索蛋白质的作用模式、功能机制、控制调节及相互作用关系，从而获得对疾病过程、细胞新陈代谢过程及调控网络的全面而深入的认识，以揭示生命活动的基本规律。代谢组学是研究某一时刻组织细胞内代谢的集合，主要研究的是作为各种代谢路径底物和产物的小分子代谢物（分子量<1000）。蛋白质组和代谢组能够分析在同一代谢通路中涉及的蛋白质和代谢物，两种组学技术的有机结合能够更好地揭示机体（组织、细胞等层面）在疾病或者外界刺激下改变的生物学过程。

蛋白质组学实验流程：①蛋白提取；②样品及实验预判；③酶解消化；④肽段标记；⑤样本混合；⑥HPLC 分离；⑦质谱分析；⑧数据分析。代谢组学实验流程：①样本收集（血样、尿样等）；②代谢物的提取；③上机检测（NMR、LC-MS、GC-MS）；④质谱下机数据预处理；⑤主成分分析（PCA）和偏最小二乘法判别分析（PLS-DA）等；⑥差异代谢物注释、差异代谢物的通路富集分析和关联分析。

现如今，蛋白质组学和代谢组学越来越多地运用于疾病领域的研究，如何把这两个组学的数据有效结合用于科学研究，仍然是研究的难点。肾细胞癌（RCC）通常伴随多发的系统损害，常被称为"内科医生的肿瘤"，提示其存在着复杂的、非生理性的代谢通路，目前缺乏有效的治疗靶点。研究人员依据 Fuhrman 分级标准，对不同分级的 RCC 组织进行了蛋白质组学和非靶向代谢组学的联合分析，揭示了厌氧糖酵解、氧化代谢、谷氨酰胺代谢通路及色氨酸分解代谢途径参与调控的分级依赖的代谢重编程，有助于临床针对不同分级 RCC 患者开展个性化治疗，并为新药研发提供了潜在的靶点[9]。

9.2.6　微生物组学与代谢组学关联分析

在菌群研究领域，微生物组学与代谢组学是两大核心技术手段。微生物组能够筛选出菌群结构差异与丰度差异，预测或注释其功能差异，代谢组则是菌群之间及与宿主互作功能的直接反映，两者相辅相成，缺一不可。将代谢组学与微生物组学相结合，在系统生物学水平上建立宿主代谢与肠道菌群的关联模型，可帮助我们探究微生物与疾病的因果关系。面对两个庞大的数据集，研究人员对于该如何将两个数据集进行关联分析往往无处着手。此前，麦特绘谱推出微生物组和代谢组关联分析（microbiome-metabolome association analysis，MMAA）解决方案（图 9.6），可匹配多样化的定制需求，并出具相应的数据关联分析报告。

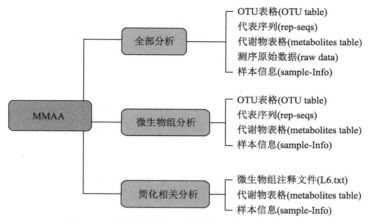

图 9.6　微生物组学与代谢组学关联分析思路

9.3　多组学知识体系构建

现实中生物学的复杂性一直是研究人员寻求提高生活质量方法的强大阻力。众多工业和学术领域都广泛涉及基因组学、转录组学、蛋白质组学和代谢组学，这些学科极大地促进了我们对许多已知领域的了解。然而，单独研究其中的一门学科往往缺乏统计学意义，难以从此类实验典型的高水平噪声中揭示有意义的相关性，并且只能得到片面的信息而无法全面解决复杂的生物学难题。

一篇探讨如何克服这一挑战的综述中指出了两种方法来提高组学研究中的信噪比，并引领了突破性的新见解：结合已有的生物学系统知识，如已知的相互作用和通路；整合分析来自基因组、转录组、蛋白质组、代谢组及相互作用组的互补数据[10]。

单纯研究某一层次生物分子（核酸、蛋白、小分子代谢物等）变化，然后通过 GO 分析基因功能及相互作用网络，或通过 Meta-Analysis 分析小分子代谢产物的相互关系并找寻生物标志物等，已经很难满足系统生物学越来越高的研究期望。从多分子层次出发，系统研究基因、RNA、蛋白质和小分子间的相互作用和系统机制为疾病研究提供了新的方向。通过对基因组、转录组、蛋白质组和代谢组实验数据进行整合分析，可获得应激扰动、病理生理状态或药物治疗疾病后的变化信息，富集和追索到变化最大、最集中的通路，通过对基因到 RNA、蛋白质，再到体内小分子的整体变化物质分子进行综合分析，包括原始通路的分析及新通路的构建，反映出组织器官功能和代谢状态，从而对生物系统进行全面的解读[11]。

例如，恶性肿瘤的发展就是一个复杂的过程，基因组变异、表观遗传修饰变化、基因表达水平异常都可能是肿瘤发生的重要因素。通常，在肿瘤机制探究和致病靶点筛选上，优先考虑基因组变异的因素。但如今单一组学已很难满足科研需求，多组学联合的研究方法成为主流，无论是在致病机制研究，还是在筛选肿瘤标志物与致病靶点，以及早期诊断和治疗上都发挥重要作用。

9.4 智能化精准医疗服务平台

基于高性能计算、大数据、深度学习等先进信息技术，构建测序检测分析一体化平台、医疗大数据分析平台及用于辅助诊断的影像分析平台，包括面向组学分析的计算平台、面向组学数据的海量存储及备份系统、面向临床应用的疾病快速检测平台、面向临床科研的组学分析流程、面向智能诊断分析的影像分析平台和精准医疗大数据平台，充分满足各应用场景的需求，为精准医疗的科研发展与临床应用提供可靠保障。

智能化精准医疗服务平台（图9.7）需要具备以下特点。

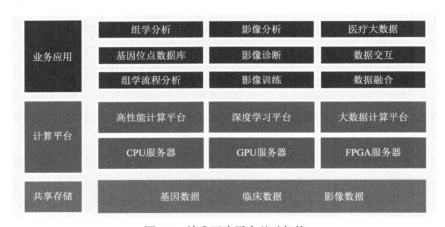

图 9.7　精准医疗平台基础架构

（1）通过组学分析平台功能，可实现可视化分析测序数据、同步分析流程、监控分析数据，提高检测验证、样本分析和结果报告的效率。

（2）影像分析平台功能能够辅助医生大幅提高医学诊断效率和质量，缓解资源分布不均匀等问题。

（3）项目管理系统功能则可提供方便高效的数据管理方法，方便用户个性化地实施样本管理，简化日常工作流程，更加有效地管理和捕获数据。

（4）医疗大数据功能可构建私有医学数据库，对不同数据源进行转化与合并，通过对海量医学数据分析形成及时有效的业务决策。

9.5 多组学研究面临的挑战与机遇

随着各种基于高通量测序平台的组学研究技术的发展与完善，不同层次的调控因子及其在全基因组的分布状态与疾病的发生、发展、预后之间的关联性陆续被发掘和解析，尤其是 lncRNA、m^{6}A 甲基化及基因融合等新的致病机制和疾病靶点研究的逐步深入，也将为疾病的分子机制探索、临床早期诊断、预后判断和用药指导等个性化治疗提供更加全面、精准的崭新思路和策略。同时，结合基于高通量质谱和 iTRAQ 等技术的蛋白质组及代谢组的分析工作，能够使疾病的靶点研究更加具有说服力。

生命科学研究领域的数据分析是日益严峻的挑战，目前全世界每年的生物数据产生总量已经高达 EB 级，生命科学在某种程度上也成为大数据科学重要的组成部分。同时，高通量测序平台产生的生物大数据和海量的医院病历文档，以及生化检验、病理学和影像学等数字化信息的有效整合又使得人们面临这一挑战的形势更加急迫和严峻。疾病的复杂性和个体化医疗等要求有生物学意义上更加精准的数据整合方法。首先，需要高效能计算机和云计算等信息领域关键技术的飞跃发展，以应对日益显著的数据存储和运算需求；其次，期待数学和物理等学科领域建立更加系统、有效的统计学分析方法和数理模型。值得欣慰的是，以 TCGA（The Cancer Genome Atlas）为代表的国际大型癌症数据库，已经收集了较为完备的多组学数据供研究人员使用，其接收和存储多组学数据的成功经验为人们提供了有益的参考。全面开展针对生物医学大数据的系统研究与挖掘，成为生物医药科学技术发展的必然趋势。我国正在建立国家生物医学数据中心，希望提高生物医学大数据管理、分析、服务和利用水平，提升我国在生命科学领域数据管理与利用的国际竞争力，促使我国尽快构建实时、便捷、全方位的生物医药领域研究与应用系统，并以此带动我国生物、医疗、健康、医药、公共卫生、能源、环境等重要领域的发展。在此基础之上，整合分析多组学高通量测序数据筛选疾病靶点，在科学理论和技术操作的层面都将会更加系统深入并全面有效地展开。

参 考 文 献

[1] Bouhaddani S E, Houwing-Duistermaat J J, Salo P, et al. Evaluation of O2PLS in Omics data integration[J]. BMC Bioinformatics, 2016, 17（Suppl 2）: 11.

[2] 金玉, 李赫健, 冯成强. 转录组-代谢组分析方法及其在药物作用机理研究中的应用[J]. 生物技术通报, 2018, 34（12）: 68-76.

[3] Cabezas-Wallscheid N, Klimmeck D, et al. Identification of regulatory networks in HSCs and their immediate progeny via integrated proteome, transcriptome, and DNA methylome analysis[J]. Cell Stem Cell, 2014, 15（4）: 507-522.

[4] Emdin C A, Anderson S G, Salimi-Khorshidi G, et al. Usual blood pressure, atrial fibrillation and vascular risk: evidence from 4.3 million adults[J]. International Journal of Epidemiology, 2016, 46（1）: 162-172.

[5] Hawe J S, Theis F J, Heinig M. Inferring interaction networks from multi-omics data[J]. Frontiers in Genetics, 2019, 10: 523.

[6] Chen H, Li M, Jiang Y, et al. Role of the PPAR pathway in atrial fibrillation associated with heart valve disease: transcriptomics and proteomics in human atrial tissue[J]. Signal Transduction and Targeted Therapy, 2020, 5（1）: 4.

[7] Cuperlovic-Culf M, Belacel N, Culf A S. Integrated analysis of transcriptomics and metabolomics profiles[J]. Expert Opinion on Medical Diagnostics, 2008, 2（5）: 497-509.

[8] Patt A, Siddiqui J, Zhang B , et al. Integration of Metabolomics and Transcriptomics to Identify Gene-Metabolite Relationships Specific to Phenotype: Methods and Protocols[M]// Haznadar M. Cancer Metabolism. Berlin: Springer, 2019.

[9] Grade-dependent metabolic reprogramming in kidney cancer revealed by combined proteomics and metabolomics analysis[J]. Cancer Research, 2015, 75（12）: 2541-2552.

[10] Ideker T, Dutkowski J, Hood L. Boosting signal-to-noise in complex biology: Prior knowledge is power [J]. Cell, 2011, 144（6）: 860-863.

[11] Jiang Y Z, Ma D, Suo C, et al. Genomic and transcriptomic landscape of triple-negative breast cancers: Subtypes and treatment strategies [J]. Cancer Cell, 2019, 35（3）: 428.

彩　图

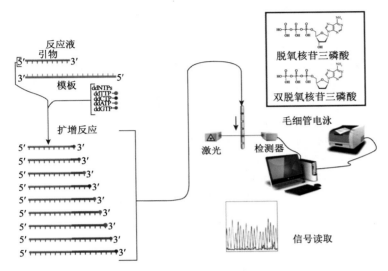

图 2.1　Sanger 法测序原理

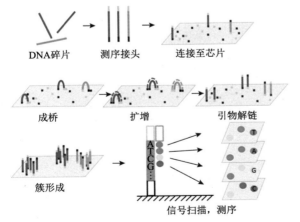

图 2.2　Solexa 技术原理

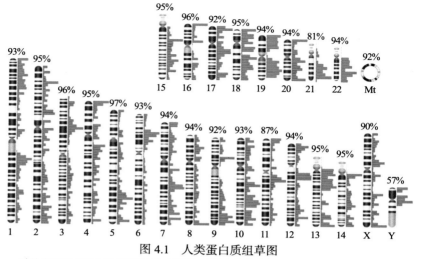

图 4.1　人类蛋白质组草图

确认出的 18 097 个蛋白质对人体内除了三条染色体外其他染色体的覆盖率超过 90%，
蓝色柱表示特定染色体区域中蛋白质的密度

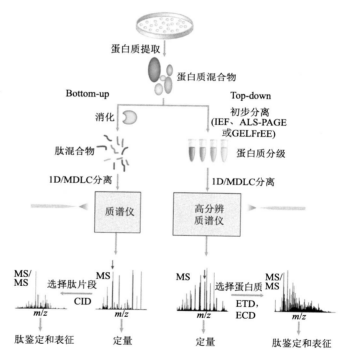

图 4.2　Bottom-up 和 Top-down 蛋白质组学一般工作流程

IEF：等电聚焦电泳；ALS-PAGE：含不耐酸表面活性剂的聚丙烯酰胺凝胶电泳；GELFrEE：凝胶洗脱液相组分截
留电泳；1D/MDLC：一维或多维液相色谱；MS：质谱；CID：碰撞诱导解离；ETD：电子转移解离；
ECD：电子捕获解离；m/z：质荷比

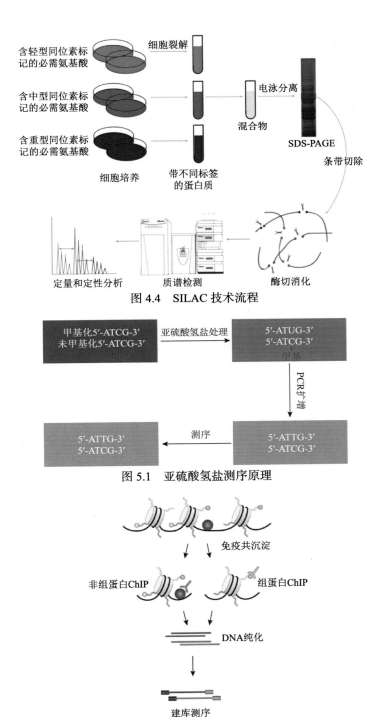

图 4.4　SILAC 技术流程

图 5.1　亚硫酸氢盐测序原理

图 5.2　ChIP-seq 技术基本原理

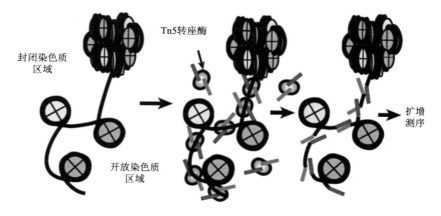

图 5.3　ATAC-seq 技术基本原理

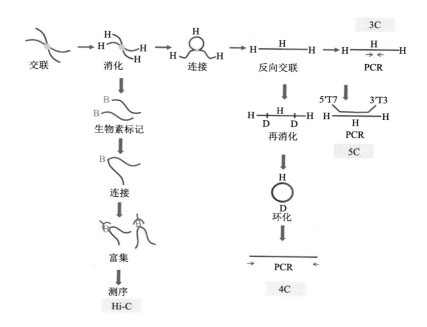

图 5.4　3C 技术基本原理

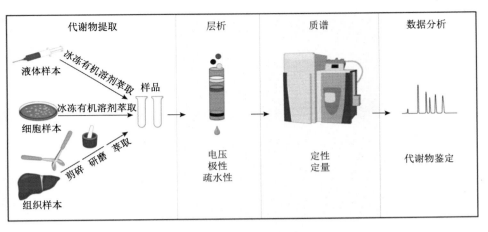

图 6.1　代谢组学分析流程

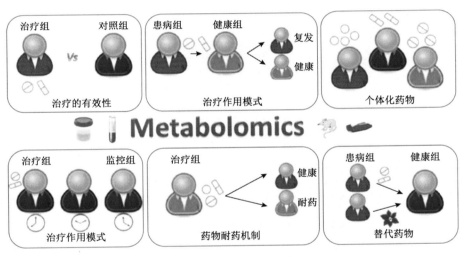

图 6.3　代谢组学在癌症研究中的应用和方法示意图

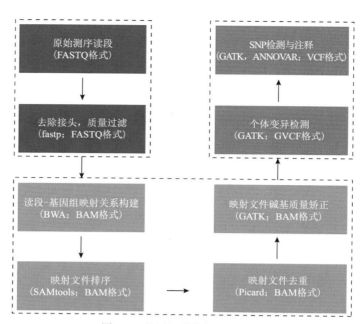

图 8.2 基因组学数据分析流程

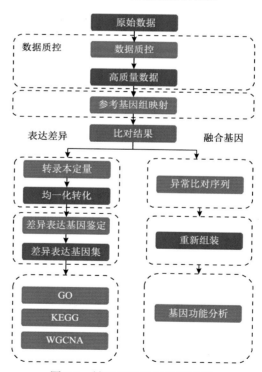

图 8.3 转录组学数据分析流程

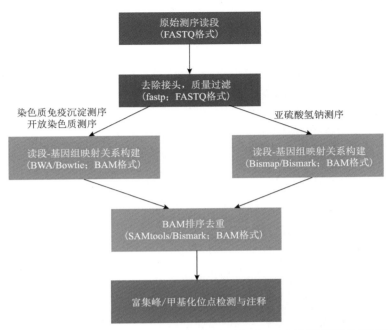

图 8.4　染色质免疫沉淀测序、开放染色质测序及亚硫酸氢钠测序分析流程

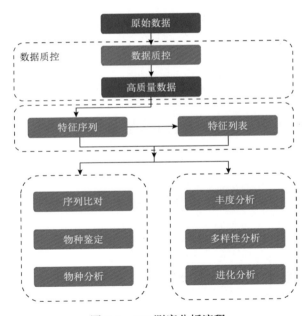

图 8.5　16S 测序分析流程

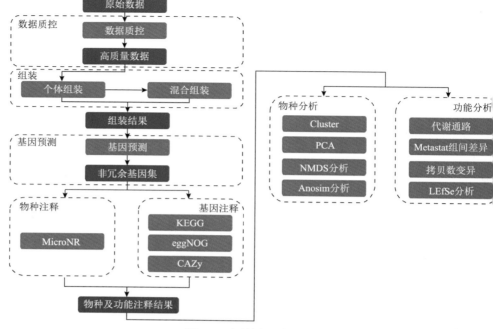

图 8.6 宏基因组分析流程

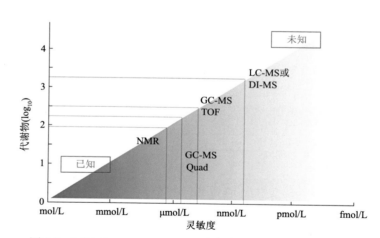

图 8.8 LC-MS、GC-MS、NMR 鉴定代谢物的灵敏度和数量级

NMR：核磁共振；GC-MS Quad：气相色谱-串联四极杆质谱；GC-MS TOF：气相色谱-飞行时间质谱；LC-MS
液相色谱-质谱联用；DI-MS：解吸电离质谱

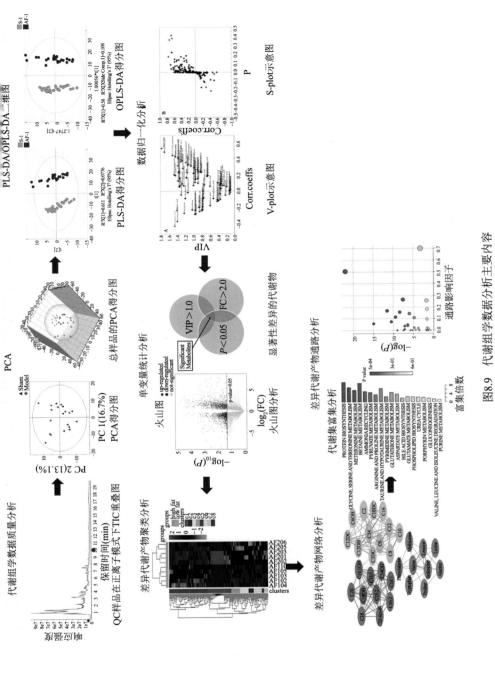

图8.9 代谢组学数据分析主要内容

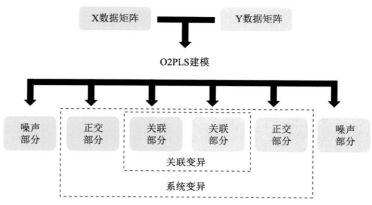

图 9.2 O2PLS 模型示意图